# »Ich komme ja wieder!«

Hans Schneiderhans

# »Ich komme ja wieder!«

Vom Leben und Tod eines Sohnes.
Ein Vater nimmt Abschied.

Eden
BOOKS

*Der alternde Mensch ... sollte einen Mythus vom Tode haben, denn die »Vernunft« zeigt ihm nichts als die dunkle Grube, in die er fährt. Der Mythus aber könnte ihm andere Bilder vor Augen führen, hilfreiche und bereichernde Bilder des Lebens im Totenland. Glaubt er an diese oder gibt er ihnen auch nur einigen Kredit, so hat er damit ebenso sehr recht und unrecht, wie einer, der nicht an sie glaubt. Während aber der Leugnende dem Nichts entgegengeht, folgt der dem Archetypus Verpflichtete den Spuren des Lebens bis zum Tode. Beide sind zwar im Ungewissen, der eine aber gegen seinen Instinkt, der andere mit ihm.*

Carl Gustav Jung

**Für Tilda und Titus**

# Die Nachricht

Am Ostersonntagmorgen um halb acht klingelte es.

Meine Eltern saßen mit dünnen Decken um die Schultern auf ihrer Bettmatratze. Sie ließen sich gern Zeit nach dem Meditieren. Doch bei diesem Schrillen der Türglocke sprang mein Vater wie gestochen auf, stürzte die schmale Holztreppe hinunter in die Diele und lief zum Erker im Wohnzimmer. Von dem vorstehenden Fenster im ersten Stock aus konnte man unbemerkt auf die Straße hinuntersehen.

Zwei Streifenpolizisten in voller Montur standen vor der Haustür.

Scheiße, dachte mein Vater und drückte auf den Türöffner neben dem Fenster. Das Haus mit den hohen Zimmerdecken war in einer Zeit gebaut worden, als es noch keine Gegensprechanlagen gab.

Zwei Tische waren zu einer langen Tafel zusammengestellt. Es war eingedeckt für das Osterfrühstück mit meiner Oma, den Tanten, Onkeln, Cousinen.

Auf der Treppe hinunter ins Erdgeschoss zog mein Vater die weite Baumwollhose hoch.

Mit ernsten Mienen standen die Polizisten dann vor meinem unrasierten Vater.

»Guten Morgen«, sagte er und erwartete, dass der Beamte mit den abstehenden Ohren eine Frage stellen würde wie: »Wissen Sie, wem das Auto vor Toreinfahrt XY gehört?«

»Können wir hereinkommen?«, fragte der Beamte.

Einen Polizisten einfach in die Wohnung lassen? Könnte ja jeder kommen. Nur mit Hausdurchsuchungsbefehl.

»Worum geht es?«, fragte mein Vater.

»Das möchten wir nicht im Hausflur besprechen«, antwortete der Beamte.

Inzwischen stand auch meine Mutter auf dem Treppenabsatz hinter meinem Vater.

»Es ist Ostersonntagmorgen«, sagte sie. »Was wollen Sie?«

Der Beamte starrte auf seinen Zettel.

»Wann haben Sie das letzte Mal mit Ihrem Sohn gesprochen?«, fragte er.

»Mit welchem?«, fragte mein Vater.

»Mit Till«, sagte der Beamte.

Mein Vater schaute hinauf zu meiner Mutter. Er spürte, dass die Sache ernst war, überlegte, was es sein könnte, und dachte, ich sei in Südamerika beim Kiffen erwischt worden. Typisch mein Vater.

»Wir haben am Donnerstag mit ihm telefoniert«, sagte meine Mutter.

Meine Eltern schauten sich an.

»Okay«, sagte mein Vater und führte die Polizisten ins Wohnzimmer.

Mein Vater und ich erzählen Geschichten nicht schnurgerade, wir erzählen in Bögen. Ein Fluss fließt in Windungen dahin, sogar ein Lichtstrahl, das Muster an Geradlinigkeit, biegt sich entlang der Gravitationslinien. Wenn man genauer hinschaut, dann umspielt der Lichtstrahl in seiner Wellenstruktur die Linie. Schaut man noch genauer hin, dann springen permanent Lichtquanten aus einer Potenzialität in eine Realität und umgekehrt – aber an dieser Stelle unterbreche ich meinen Vater. Er weiß nicht genau, wovon er da spricht.

Jedenfalls schreiben wir die Geschichte nicht nur auf, um Fakten mitzuteilen. Mein Vater möchte baden in ihr. Am liebsten würde er den Fluss der Zeit einfach anhalten.

Am Ende der langen Ostertafel saßen auf der einen Seite die beiden Polizisten und sagten erst mal nichts.

Auf der anderen Seite saßen meine Eltern und waren ebenfalls still. Mein Vater duckte sich, als würden gleich Steine fliegen.

Was der Polizist dann sagte, war das Schlimmste, was ein Polizist sagen kann.

Er sagte: »Till ist verstorben.«

Der zweite Polizist sah meinen Vater mit gespanntem Gesichtsausdruck an. Er schien jeden Augenblick damit zu rechnen, dass mein Vater aufspringen, ein Beil packen und den Tisch mit allen Osterhasen in Stücke hauen würde.

Meinen Vater erinnerte dieser Blick des Polizisten an eine andere Situation in diesem Wohnzimmer. Mein Bruder Lukas hatte eine Familienkonferenz einberufen und sagte: »Ich will mein Studium abbrechen.«

Meine Blicke hätten ihn angesprungen wie Tiger, erzählte mir hinterher mein Vater.

Genau wie die Blicke des zweiten Polizisten jetzt.

»Wehe, du greifst an!«, sagten die Blicke.

»Es klingt irreal«, war das Erste, was mein Vater sagte, nachdem die Polizisten berichtet hatten, was geschehen war.

Er hätte auch sagen können: »Ich glaub euch kein Wort!« Meine Mutter saß versteinert.

»Wie sicher ist die Information?«, fragte mein Vater nach einer Weile.

Der Polizist antwortete, dass die Information von der deutschen Botschaft in Buenos Aires stamme. Er gehe davon aus, dass die Botschaft das geprüft habe.

»Ist Mara auch tot?«, fragte mein Vater.

Ja. Und meine Eltern sollten bitte nicht anrufen, denn gleich im Anschluss würden sie zu Maras Familie fahren.

»Wenn Mara und Till aufgrund der Passagierliste des Busses identifiziert wurden«, sagte mein Vater, »dann sind sie vielleicht verwechselt worden.«

Er suchte nach dem Ausweg, den alle übersehen hatten. Er stellte sich vor, wie er seinen Freunden erzählte, was für ein Hammer diese Nachricht gewesen sei – und dass sie mich dann trotzdem lebend in einem argentinischen Krankenhaus gefunden hätten.

Das innere Erzählen meines Vaters nahm in diesen Stunden seinen Anfang. Es war seine Art, mit der Sache umzugehen. In den erbärmlichsten Situationen seines Lebens, als er während seines Wehrdienstes durch den Schlamm robbte, hatte mein Vater diese Überlebenstechnik entwickelt.

Noch in der Situation sah er sich mit Freunden bei der Feuerzangenbowle sitzend und sie lachten über den Widersinn, den er erlebte. Stellt euch vor, Till und Mara waren verwechselt worden!

Die Polizisten überreichten ihre Visitenkarten und eine Liste mit Namen und Telefonnummern der zuständigen Leute in der Botschaft. Man könne jederzeit nachfragen, in Buenos Aires sei es allerdings jetzt drei Uhr nachts und nur der Bereitschaftsdienst zu erreichen.

Mein Vater begleitete die Polizisten hinunter zur Haustür.

Als er wieder hinaufkam, war meine Mutter verschwunden.

Er setzte sich an seinen Laptop und hatte das Gefühl, es sei unpassend, sich als Erstes an den Laptop zu setzen.

Ich muss dazu sagen, dass mein Vater Datenbanken programmierte und oft am Computer saß, eigentlich andauernd.

Er hatte andererseits das Gefühl, die Nachricht unbedingt als Erstes überprüfen zu müssen, und tippte »Busunglück G...« in die Suchmaschine ein.

*Ein schwerer Busunfall hat am Freitagnachmittag in der argentinischen Provinz G. mindestens zwölf Menschen das Leben gekostet, sechzig Passagiere wurden mit zum Teil lebensgefährlichen Verletzungen in mehrere Krankenhäuser eingeliefert. Nach Angaben der Behörden befinden sich unter den Todesopfern zwei deutsche und drei bolivianische Touristen.*

*(...)*

*Laut der lokalen Polizei starben sieben Menschen an der Unfallstelle, fünf auf dem Transport in ein Krankenhaus. Die meisten der Passagiere stammten aus Bolivien, zwei aus Deutschland, Kanada (1), Spanien (1), Frankreich (3), England (1), Peru (3) und Argentinien (5). Die Verletzten wurden in die Krankenhäuser T. G., S. M. und »Dr. P. L.« (alle in G.) eingeliefert.*

Zwei Passagiere aus Deutschland.

Die Meldung der Nachrichtenagentur zerstörte die Verwechslungstheorie meines Vaters.

Er war so stolz zwischen seinen beiden Söhnen auf der Straße gegangen. Er war so leidenschaftlich Vater gewesen. Er hatte sich als Kind schon vorgestellt, mit weißem Rauschebart zwischen Enkeln zu sitzen. Das Ziel seines Lebens war gewesen, ein weiser Großvater zu werden.

Mein Vater saß vor dem Laptop und hörte das gewaltige Krachen, mit dem seine Gedankengebäude einstürzten.

Er griff zum Telefonhörer und tippte die Nummer der deutschen Botschaft in Argentinien ein.

Die Dame des Bereitschaftsdienstes meldete sich.

»Erst einmal mein herzliches Beileid, Herr Schneiderhans«, sagte sie. »Ich kann die Informationen bestätigen. Es ist extra jemand hinausgefahren, um die beiden zu identifizieren.«

Was er jetzt tun solle, fragte mein Vater.

»Hier ist es drei Uhr nachts. Ich habe die Unterlagen nicht vollständig vorliegen. Der zuständige Mitarbeiter kommt Montagfrüh in die Botschaft, gegen neun Uhr. Könnten Sie morgen noch einmal anrufen?«

Die Nachricht war zweimal bestätigt worden.

Mein Vater musste davon ausgehen, dass sie stimmte.

Es gab eine leise Stimme, die ihm sagte, dass die Nachricht tatsächlich stimmte.

Es gab eine lautere Stimme, die sagte, dass es einfach nicht stimmen konnte.

# Der überschlagene Winter

An dieser Stelle springt mein Vater zurück in die Zeit, als er mit mir telefonieren konnte.

Die Zeit anhalten zu wollen, dem Augenblick zu gebieten: »Verweile doch!«, ist allerdings ein faustischer Wahnsinn.

Doch mein Vater kennt ein Mittel: die Kunst, zum Beispiel die Literatur. Eine erzählte Geschichte hält die Zeit zwar nicht wirklich an, für Leute wie meinen Vater aber irgendwie doch.

Denn für die Dauer des Erzählens oder Lesens bewegt man sich in einer anderen Zeit. Selbst wenn die Geschichte zu Ende ist, kann man sie wieder hören oder wieder lesen und alle ihre Figuren in der anderen Zeit *wiederbeleben*.

Jetzt muss ich meinen faustischen Vater erneut unterbrechen. Meiner Meinung nach kann es in diesem Kapitel lediglich um die Frage gehen, wie ich nach Argentinien in den Bus gekommen war, der 32 Stunden lang von Bolivien nach Buenos Aires fuhr.

Die Antwort ist einfach: Nach der Schulzeit wollte ich für einige Zeit ins Ausland und Abstand gewinnen.

Mein Vater unterstützte die Idee unter anderem, weil ich in all den Jahren auf der Schule keinen einzigen Schüleraustausch mitgemacht hatte.

Erst einmal jobbte ich also drei Monate lang, denn meine Eltern sollten nicht die ganze Reise bezahlen. Ich arbeitete abwechselnd eine Woche lang in der Spätschicht, dann in der Frühschicht. Dass ich die Spätschicht durchhielt, wunderte meine Eltern nicht, wohl aber, dass ich so konsequent für die Frühschicht aufstand.

Meine Schulfreundin Mara zog es ebenso wie mich nach Südamerika.

Also planten wir die Reise zusammen. Unterwegs wollten wir ein paar Leute treffen, die auch alle nach dem Abi verreisten. Allerdings flogen die meisten nach Thailand oder Bali oder Australien. Unser Kompromiss bestand darin, alle Ziele miteinander zu verbinden. Mara und ich kauften ein sogenanntes ›Around the World Ticket‹.

Meine Eltern fühlten sich überrascht bis überrumpelt, als sie erfuhren, dass wir in insgesamt acht Monaten einmal um die Welt fliegen wollten. Letzten Endes aber gefiel die Idee meinem Vater: »In acht Monaten um die Welt« erinnerte ihn an Jules Vernes' Klassiker *In achtzig Tagen um die Welt*.

So sah der Plan aus:
15.10. Start in Frankfurt
16.10. Ankunft in Bangkok, Thailand
16.12. Ankunft in Denpasar auf Bali, Indonesien
16.1. Ankunft in Sydney, Australien
15.2. Ankunft in Auckland, Neuseeland
15.3. Ankunft in Santiago de Chile
15.6. Abflug in Buenos Aires, Argentinien
16.6. Rückkehr nach Frankfurt

Mein Vater nannte es den »überschlagenen Winter«, weil wir Deutschland im Herbst verließen und nach Thailand, in die tropische Sonne, flogen. Von dort aus ging es weiter durch den

Sommer auf der Südhalbkugel bis zur Rückkehr in den nächsten deutschen Sommer.

Zu Beginn waren wir zwei: Mara und ich.

Maras Freundin Leonie schloss sich uns für den ersten Teil der Reise an. Sie flog ein paar Stunden vor uns in einem anderen Flieger nach Bangkok. Da waren wir drei.

In Bangkok stießen Bert, genannt Robbe, und Gereon aus unserer Jahrgangsstufe zur Gruppe. Sie waren schon einige Zeit in Asien unterwegs. Da waren wir fünf.

Von Bangkok aus ging es über Chiang Mai nach Pai im Norden Thailands. Dort lernten wir jede Menge neue Leute kennen. Es bildete sich das Spicy Team, dem außer uns Fünfen ein weiterer Deutscher angehörte, dann ein Paar aus Israel, zwei Franzosen, zwei Engländer, ein Holländer, ein Australier namens Mick und schließlich Liam, der Amerikaner mit dem Brustkorb eines Quarterbacks. Da waren wir zeitweise 15.

Auf der Reise durch Laos und Vietnam trennten sich manchmal die Wege, manchmal traf man sich wieder.

Weihnachten feierten wir auf Bali. Das Spicy Team hatte sich zu diesem Zeitpunkt aufgelöst. Stattdessen trafen wir uns mit einigen Schulfreunden, die eine Villa gemietet hatten. Maras Freundinnen besuchten uns ebenfalls dort, und als besondere Überraschung für Mara tauchte Lenny auf, ihre große Liebe.

In Sydney waren wir nur noch drei. Mara, Leonie und ich verabredeten uns mit einigen Jungs aus unserer Stufe, die sich ebenfalls gerade in Australien aufhielten. Außerdem stießen wir wieder auf den Amerikaner Liam, den wir in Thailand kennengelernt hatten. Mit ihm und einer weiteren Freundin verabredeten wir uns für eine Tour im Campervan durch Neuseeland.

Danach waren wir wieder zwei: Mara und ich.

Wir erholten uns eine Weile bei Maras Gasteltern aus ihrem ehemaligen Schüleraustausch in Auckland.

Von da aus ging es weiter mit dem Flug nach Santiago de Chile. Wir starteten nachmittags um 16.10 Uhr, flogen viele Stunden über den Pazifik und landeten am selben Tag *vormittags* um 11.40 Uhr in Santiago. Es war anscheinend doch möglich, die Zeit zurückzudrehen.

Von Santiago aus fuhren wir nach Valparaíso ans Meer. Die letzte Mail, die mein Vater erhalten hatte, stammte vom 19.3. und bestand aus wenigen Sätzen: »Bin eben heil in Valparaíso angekommen und im Hostel gestrandet. Melde mich, wenn's weitergeht.«

Es ging dann weiter in die Hochebene Boliviens nach Uyuni, dem Gebiet der gigantischen Salzwüste. Ich fotografierte die farbigen Seen und Kolonien von rosa Flamingos. Ich schrieb Notizen in mein Reisetagebuch, aber keine E-Mails mehr. Vielleicht, so spekulierte mein Vater, machte sich nach sechs Monaten Unterwegssein ein leises Heimweh bemerkbar.

Als Nächstes hatten wir uns mit Maras Bruder Janosch und seiner Freundin Sarah in Buenos Aires verabredet. Deshalb saßen wir in diesem Bus.

Mein Vater wollte die Vorgeschichte aber nicht mit seinen Worten erzählen. Ich selbst sollte sie erzählen, mit meinen Worten. Auch wenn ich nicht dazu kommen sollte, das Ende der Reise zu erzählen, dann doch auf jeden Fall den Beginn.

Es gab vier etwas ausführlichere Mails, die ich in den ersten Wochen der Reise nach Deutschland geschickt hatte. Für meinen Vater waren das keine ›einfachen‹ Mails mehr. Es waren ›Dokumente‹.

Sie waren in flüchtigen Situationen geschrieben worden, mit dem Laptop auf den Knien, oftmals am Rande des Einschlafens. Aber genau die Unvollkommenheiten machten sie für meinen Vater so authentisch.

## Rundmail vom 22. Oktober

*Ein kräftiges Sawasdee Krap an alle Deutschländer!*

*Ich wollte mich mal wieder melden, da wir uns jetzt von Bangkok erst mal verabschiedet haben und weiter in den Norden gereist sind. Unser Ziel, das wir auch seit zwei Stunden erreicht haben, ist Chiang Mai relativ weit im Norden von Thailand.*

*Hingekommen sind wir mit dem Reisemittel Nummer eins hier: dem Bus.*

*Eigentlich sollte die Fahrt ACHT Stunden dauern, da wir aber voll in den Stau geraten sind – ich glaube, das liegt daran, dass hier Entwarnung wegen der Flut gegeben wurde und die Leute alle nach Hause wollten – UND weil unserem Bus der Keilriemen gerissen ist UND wir – das ist auch wieder geraten – Umwege wegen der dann doch teilweise überfluteten Straßen fahren mussten, hat die ganze Schose uns lockere sechzehn Stunden gekostet.*

*Alle anderen sind neben mir schon am Schlafen, und ich werde mich ihnen gleich mal anschließen.*

*Ein sehr interessantes Erlebnis war unser Trip zum Tigertempel. (So wird der nur von Touris genannt; eigentlich heißt der Wat Blablabla.) Da haben wir mal ein paar Tiger hautnah zu Gesicht und auch zu fassen bekommen. Der Tempel an sich hat ein riesiges Gelände. Damit hängt auch zusammen, dass der Tempel sich so entwickelt hat, wie er heute ist. Denn eher durch Zufall sind die Mönche dort in das »Geschäft« reingerutscht, als sie damals ein paar Tiger aufnahmen, mit denen man nicht wusste, wohin, und die sonst eingeschläfert worden wären.*

*Hat man den Ruf erst mal weg, dauert es nicht lange, bis die nächsten folgen.*

*So bekamen wir nicht nur locker zwanzig Tiger von einem Monat bis ins hohe Alter zu Gesicht, sondern auch Pferde, Wildschweine, Antilopen, Pfauen, Wasserbüffel, die sich auf dem Gelände frei bewegen konnten. Auch eine kleine Familie asiatischer Schwarzbären wurde da beherbergt, jedoch in einem viel zu kleinen Käfig, wie ich jedenfalls fand.*

*Die Tiger haben da etwas mehr, aber auch nicht sooo viel Platz, wie das sein sollte. Aber zum Glück wissen das auch die Mönche und Hilfskräfte. Die haben nämlich schon einen Masterplan (so ähnlich, wie das damals mit dem Elefantengehege im Kölner Zoo war).*

*Natürlich fehlt das nötige Kleingeld.*

*Deshalb war es auch nicht verwunderlich, dass man dort ein Heidengeld lassen kann, wenn man mit Baby-Tigern kuscheln oder sie füttern will oder ein besonders individuelles Foto mit den Tigern ins Auge gefasst hat.*

*Naja das war schon ein spannendes Ereignis für uns, besonders weil wir dem Stadtalltag mal für einen Tag entfliehen konnten, denn der Tempel liegt drei Autostunden von Bangkok entfernt.*

*So das war's für heute, liebe Kinder.*

*Beim nächsten Mal hört ihr die Geschichte von der Stadt Chiang Mai. Vielleicht kann ich dann auch schon ein, zwei Geschichten über das ferne Land Laos berichten – wer weiß?*

*Also auf morgen, bis Wiedersehn.*

*PS: Es freut mich, dass es allen gutgeht und ihr noch nicht erfroren seid :D*

*Weiter so!*

## Rundmail vom 3. November

*Hallo, alle miteinander,*
*lang her, dass ich mich gemeldet habe.*
*Daher gibt es umso mehr zu erzählen.*

*Die Geschichte von Chiang Mai*
*ging einfach viel zu schnell vorbei.*
*Essen, schlafen, trinken, feiern,*
*im Tempel und am Markt rumeiern.*
*Doch gab's dort nicht viel mehr zu sehn,*
*drum wollten schnell nach Pai wir gehn.*

*Also ab nach Pai. Wir fuhren eine fünfstündige Tour im Minibus und schlappe siebenhundertzweiundsechzig Kurven, bis wir endlich im kleinen Dörfchen Pai ankamen.*

*In Chiang Mai haben wir Bekanntschaft mit der sogenannten Spicy Society gemacht, einer Gruppe von Hostels in und um Thailand, die immer gut mit vielen netten Leuten besucht ist und in denen man definitiv immer Spaß hat.*

*Zufällig gab es auch eine Niederlassung in Pai, wo wir dann auch gebucht hatten.*

*Das Dorf im bergigen Norden von Thailand ist – wie der Name schon sagt – nicht groß, dafür umso idyllischer. Das Hostel besteht aus mehreren Holzhütten, die zu jeweils zwei Seiten offen sind, mit Bananenblättern als Dachschindeln – mitten in Reisfeldern.*

*Entspannung pur, denkt der Laie, aber weit gefehlt.*

*Die Besetzung des Hostels ist mindestens genauso partyfreundlich wie in Köln. Und das hat sich in mehreren Katern und einer etwas größeren Bierrechnung bemerkbar gemacht.*

*Das wussten wir direkt nach der ersten Nacht, in der wir die standardisierte Tour durch die drei guten Bars des Dorfes kennengelernt haben. Am nächsten Tag haben wir uns Mopeds gemietet, natürlich typisch deutsch mit Versicherung. Es scheint wirklich niemanden zu interessieren, ob oder was du für einen Führerschein hast. Naja, in diesem Dorf war auch der Linksverkehr kein Problem, da praktisch auf den Landstraßen kein Verkehr vorhanden war.*

*Damit konnten wir mehrere der zahlreichen Touren mitmachen, die der Hostel-Manager Ken uns angeboten hat.*

*Die ERSTE Station unserer ERSTEN Tour war ein kleiner Tempel, in dem wir für eine halbe Stunde von Ken in das Geheimnis der Walking Meditation eingeweiht wurden, einer Art der Meditation, die als Mantra die verschiedenen Bewegungsabläufe während des Gehens benutzt. Sehr interessant und für Einsteiger im Meditationsbereich relativ einfach zu erlernen und durchzuführen.*

*Dann fuhren wir weiter zum lokalen Canyon, der zwar bei weitem nicht so groß ist wie der Grand Canyon, aber für mich sehr eindrucksvoll und auch recht groß war.*

*Es gab einen schmalen Weg einmal im Kreis auf dem Canyon, nicht gefährlich, aber ungefährlich auch nicht. Mit Jungle-Ambiente ein sehr beeindruckendes Erlebnis. Am Schluss ging es zum Wasserfall für eine kleine Abkühlung via Sprung ins kalte Nass.*

*Der Abend lief wie immer standardisiert ab, siehe oben :D*

*Am nächsten Tag sind wir mal wieder auf die Mopeds gestiegen und haben einen einstündigen Trip über die Berge dort in die größte Höhle Thailands gewagt. Ein sehr faszinierendes Erlebnis, wenn man auf einem Bambusfloß in eine komplett dunkle Höhle reinfährt und nach dem Übersetzen, lediglich von zwei Petroleumlaternen erleuchtet, den einen der drei »Räume« erkunden kann. Die anderen zwei sind nicht erreichbar, da überflutet.*

*Nach nächtlichem Programm war der nächste Tag zum Ausruhen. Wir konnten uns gänzlich der Idylle dieses kleinen und stillen Örtchens und dem kleinen bis großen Pochen im Kopf hingeben.*

*Während dieser Erholungsphase hat uns Ken für den nächsten Tag geködert, zwei Löcher von einem Meter Durchmesser und anderthalb Meter Tiefe zu buddeln, indem er uns freie alkoholhaltige Getränke als Sold anbot.*

*Darin bestand dann der nächste Nachmittag, gefolgt von einem riesigen Geburtstags-Barbecue, gewidmet einem Aussie (Australier) namens Mick, der übrigens jetzt immer noch mit uns in Laos unterwegs ist.*

*Wenn das nicht die perfekte Überleitung war zur kleinen großen Legende von Laos ...*

*Es fing mit dem schweren Abschied von Ken und dem Spicy Staff an, der umso schlimmer wurde, da sich gleich zwölf Leute gleichzeitig auf den Weg nach Laos machten. Das war ganz lustig, da wir, das Spicy Team, zusammen einen Minivan besetzt hatten und um acht Uhr abends die Tour zur Grenze von Laos antraten.*

*Die Fahrt hat ganze sechs Stunden gedauert. Was erst mal lang erscheint, bedenkt man aber die wirklich wahnwitzigen Rallyefahrer-Qualitäten des Busfahrers, wirkte die Fahrt für uns erstens wie ein Horrorszenario und zweitens extrem kurz.*

*Um das Ganze zu verdeutlichen:*

*Unsere Hinfahrt von Chiang Mai nach Pai dauerte vier Stunden bei »normaler« Geschwindigkeit, bedenkt man die siebenhundertzweiundsechzig Kurven auf dieser Strecke von hundertfünfzig Kilometern.*

*Zurück dauerte es mit diesem Fahrer gerade mal die Hälfte der Zeit.*

*Also kamen wir um halb drei nachts am Hostel an der Grenze an, wo uns ein Thai singend unsere Zimmer zeigte und uns um sieben Uhr mit dem Klassiker Happy Birthday aufweckte.*

*Falls euch noch nicht aufgefallen ist, dass ich bis jetzt überhaupt keine zeitlichen Daten genannt habe: Es liegt daran, dass die Zeit hier total verschwimmt, bis auf einige Fixdaten.*

*So ein Datum war zum Beispiel der 30.10.: unser Grenzübertritt um 10.00 Ortszeit.*

*Von dort aus ging es fünf Stunden lang über den Mekong ins Innere von Laos via »Slow Boat«. Wir hielten an in einem kleinen Ort, der wahrscheinlich nur für den Zwischenstopp der Boote entstanden ist.*

*Der darauffolgende Tag gestaltete sich ähnlich wie der vorige: Diesmal sieben Stunden Fahrt über den Mekong, bis wir am Ziel waren:*

*Luang Prabang.*

*Sehr viel haben wir nicht in den drei Tagen unseres Aufenthalts dort gemacht.*

*Wir haben uns den wunderschönen Sonnenuntergang von einem Tempel auf einem Hügel aus angeschaut.*
*Am nächsten Morgen sind wir um fünf Uhr aufgestanden, um live mitzuerleben, wie den Mönchen ihr täglich Brot von den*

*Bewohnern der Stadt überreicht wurde. Das ist auch in Thailand üblich. Soweit ich weiß, ernähren sich die Mönche nur von den Gaben der Einheimischen.*

*Am selben Tag ging es dann auf zum großen Wasserfall der Stadt, der de facto eine Stunde außerhalb liegt.*

*Das war landschaftstechnisch eines der schönsten Erlebnisse, das ich bis jetzt neben der Fahrt über den Mekong und unserer Tour nach Vang Vieng hatte. Da kann ich auch nicht viel zu sagen: Das muss man einfach selbst gesehen haben. Ein riesiges Gelände im »Jungle«, das durchzogen ist von kleinen und großen Wasserströmen und -fällen.*

*Genährt werden diese von einem großen Wasserfall, der sich über zwei Ebenen im Berg hinzieht. Schwer zu beschreiben, mit all den Schmetterlingen und Libellen in Farben, die man bei solchen Tieren nie vermutet hätte, uralten Bäumen und natürlich zahlreichen Schwimmgelegenheiten.*

*Da wartet ihr am besten auf die Bilder, die in den nächsten Tagen auf dem Onlinekonto eintrudeln und in Umlauf gebracht werden.*

*So, nun komm ich fast zum Ende dieser Text-Odyssee. Was noch bleibt, ist die zwar extrem holprige Busfahrt an meinen jetzigen Aufenthaltsort, wo ich auch erst vor drei Stunden angekommen bin: Vang Vieng.*

*Was es hier für uns zu tun gibt, könnt ihr ganz einfach herausfinden, indem ihr »Vang Vieng« und »Tubing« bei Google eingebt und euch vielleicht mal eins der Videos anschaut.*

*Wir bleiben hier voraussichtlich zwei bis drei Tage, bevor es schon wieder weitergeht in Richtung der sagenumwobenen Ha Long Bay in Vietnam.*

*Bis dahin ein großes »Kop Chai Lai Lai« (vielen, vielen Dank auf Laotisch) fürs Lesen und bis zum nächsten Mal, live aus einem der berüchtigten Tunnel der Vietkong.*

*Euer Till*

## Rundmail vom 19. November

*Viva Vietnam!*

*Nachdem wir unser fünfundfünfzig US-Dollar schweres Visum in Vientiane, der Hauptstadt von Laos, organisiert hatten, machten wir uns am nächsten Tag via Sleepingbus auf die Reise Richtung Vietnam.*

*Der Bus ist schon für sich ein kleines Erlebnis, sind die »Betten« doch eigentlich nur komplett runtergeklappte Autositze, jeweils drei nebeneinander. Und so saßen/lagen wir die nächsten vierundzwanzig Stunden vom nächsten Passagier eingeengt, nur von ein paar Stopps und dem Grenzübergang unterbrochen.*

*Um zwei Uhr nachts kamen wir am Grenzposten an, der aber erst um sieben aufmachte. So »mussten« wir die Zeit mit Schlafen überbrücken, bevor der ganze Ausreise-Einreise-Quatsch losging.*

*Komischerweise mussten wir, nachdem wir unseren Ausreisestempel in Empfang genommen hatten, so circa einen Kilometer laufen, um vom laotischen zum vietnamesischen Grenzposten zu kommen. Dort wurden wir freundlich von einer Kalaschnikow im Fenster begrüßt, an der Handschellen herunterhingen.*

*Aber insgesamt war der Übergang nicht besonders schwierig oder stressig im Vergleich zum Grenzübergang Thailand-Laos.*

*An der ersten Raststätte in Vietnam fiel uns schon auf, welch ein großer Unterschied zwischen Thailand und Laos besteht: Praktisch jeder, der an uns vorbeifuhr, winkte uns zu und rief uns mit einem Lächeln »Hello« zu, was uns schon ein bisschen komisch vorkam.*

*Naja, das hat sich in Hanoi wieder komplett geändert, denn die Hauptstadt hat wirklich Einiges zu bieten und ich persönlich bin total in Hanoi verliebt.*

*Mein erster Eindruck war jedoch ein anderer, als wir abends um sieben erschöpft von der Fahrt ankamen: Der Verkehr rast an dir vorbei, tausende Roller (vier Millionen in der ganzen Stadt, um exakt zu sein) schlängeln sich hupend kreuz und quer durch den Straßendschungel der Stadt. Mit anderen Worten: laut, dreckig, hektisch.*

*Alle wollen dir etwas verkaufen und sind dabei mit dir nicht besonders zimperlich.*

*Am schlimmsten ist, dass du hier noch stärker aufpassen musst, denn du wirst an jeder Ecke gnadenlos abgezockt, weißt du dich nicht händlerisch zu verteidigen.*

*Naja, neuer Tag, neues Glück.*

*Als wir uns nach dem Frühstück zu Fuß durch die Altstadt haben treiben lassen, rückten ganz neue Eindrücke ins Licht: Die verwinkelten Straßen und Gassen sind zwar höchst verwirrend, weisen jedoch einen unverkennbaren Charme auf, mit tropischen Bäumen überall auf den Bürgersteigen der etwas größeren Straßen.*

*Wenn man nicht so gestresst ist, wirken die Hupen gar nicht mehr so laut und der Verkehr ist als Fußgänger eigentlich sehr leicht: Man geht einfach über die Straße und die Roller weichen einem nach dem Fischschwarmprinzip aus.*

*An jeder Ecke gibt es einzigartige Läden, Straßenrestaurants und andere Kuriositäten zu sehen. Und eigentlich macht das Feilschen ziemlichen Spaß, wenn man einmal das Prinzip verstanden hat.*

*Wir buchten dann eine dreitägige Tour zur Ha Long Bay, um die sich viele Sagen ranken. Unser Tour Guide erzählte uns von einem riesigen Drachen, der in der Bucht Schutz vor Feinden und Wetter suchte, um sein Baby zu bekommen.*
*Daher kommt der Name: ha=sinkender, long=Drache.*

*Die Busfahrt war schon wieder ein Erlebnis für sich, denn obwohl versichert wurde, den besten Busfahrer von ganz Thailand zu haben, rauschte dieser eine halbe Stunde später in ein Moped mit zwei jungen Frauen darauf.*

*So wurden wir nach fünfzehn Minuten Aufregung in verschiedene Busse umgesiedelt, während unser Bus eines der Mädels ins Krankenhaus brachte, da sie nicht mehr uneingeschränkt laufen konnte.*

*Wir kamen also mit Verspätung im Hafen an, wo wir an Bord des Bootes gingen.*

*Nach gutem Essen ging es dann zu der wohl touristischsten Grotte, die ich bis jetzt gesehen habe: Jeder Winkel war mit Lampen ausgeleuchtet und ein gepflasterter Weg wies uns die Richtung.*

*Danach schifften wir auf den nächsten Programmpunkt unseres bis auf die Sekunde durchgeplanten Trips zu:*

*Kayaking!*

*Das war wiederum sehr spaßig. So konnte man mit eigener Kraft die Schönheit, aber auch das schiere Ausmaß dieses von tausenden kleinen und großen Inseln durchzogenen Stückchen Meeres erkunden.*

*Danach ging es etwas erschöpft und hungrig nach Cat Ba Island, einer der größten Inseln der Bucht. Dort wurden wir (mal wieder per Bus) in unsere nächtliche Bleibe verfrachtet. Das Hotel war der größte Luxus, den ich bis jetzt übernachtungstech-*

*nisch auf der Reise erlebt habe: riesige Betten, Air Conditioner, Fan, Fernseher, BALKON, Minibar.*

*Der nächste Tag ging schon um halb acht los, und wechselte dann zu einem Ausflug in den dortigen Nationalpark, wo wir à la Reinhold Messner zum höchsten Punkt hochkraxelten. Zugegeben: Die Aussicht war traumhaft schön und ein bisschen Abenteuer war auch drin, wenn man es gewagt hat, den völlig verrosteten Aussichtsturm zu besteigen.*

*Da war das Gefühl der Gefahr allerdings höher, als das Genießen der Aussicht.*

*Also schnell wieder runter und ab aufs Boot.*

*Nein stopp, das Wichtigste hätte ich fast vergessen:*

*Mittagessen und DANN ging es zum Strand ... Zum ersten Mal auf diesem Trip. Kein Wunder, dass ich das erst mal mit nem Stündchen Schlaf gefeiert hab. So gestärkt haben wir dann wieder das Boot und dort unsere Zimmer für die Nacht bezogen.*

*Der Rest der Tour lässt sich kurz zusammenfassen:*

*essen, trinken, singen, tanzen, schlafen, essen, Bus!*

*Fazit: ein sehr schöner Ausflug mit viel Spaß, besonders die Karaoke :D.*

*Und das trotz des frühen Aufstehens und des sehr strengen Zeitplans.*

*Die Crew war »topfit oder wat«, wie mittlerweile jeder sagt, und wir haben uns von nichts stören lassen.*

*Nun waren wir wieder in Hanoi und versuchten, in den zwei verbleibenden Tagen dort unser Sightseeing-Programm aufzuholen.*

*Am ersten Tag Fahrräder mieten und nach Einkäufen, wie einem Rucksack und einer Uhr für mich, was mich nebenbei beinahe buchstäblich nen Appel und n Ei gekostet hat, ging es los: Wir sind zum Hoa-Lo-Gefängnis gefahren, das von den Franzosen gebaut wurde, um die Revolution flach zu halten, und später im Vietnamkrieg als Gefängnis für englische Piloten diente.*

*Zu meinem Eindruck: Ich finde, der improvisierte Stacheldraht aus Glasscherben, einbetoniert in die Spitzen der Mauer, sagt schon alles, obwohl die Amis es dort schon etwas besser hatten, wenn man den Fotos und Berichten Glauben schenken kann.*

*Eigentlich wollten wir an diesem Tag noch ins Revolutionsmuseum, aber das war schon zu. Also, neuer Tag, neues Glück. Im Revolutionsmuseum konnte man viel über die Geschichte des kommunistischen Staats Vietnam erfahren, wenn man sich die Zeitleiste selber zusammenreimte, denn manchmal war das Ganze etwas unstrukturiert. Teilweise konnte man auch an den Formulierungen unter den Bildern erkennen, aus welcher Perspektive berichtet wurde.*

*Wer kann's den armen Vietnamesen verdenken: erst die Chinesen, dann die Franzosen, Japaner, wieder Franzosen und Russen und zu guter Letzt die Amis.*

*Nach dem Museum ging es zum Ho-Chi-Minh-Mausoleum und das mit Motorradtaxis. Von fünf Passagieren kamen nur drei am Mausoleum an. Mara und Gereon wurden irgendwo anders abgeliefert, obwohl ihr Fahrer den anderen den Weg erklärt hatte ...*

*Naja, nach einer Stunde Warten und Besichtigung sind wir dann zurück ins Hostel und haben die beiden zum Glück wohlerhalten wiedergefunden.*

*Jetzt hieß es Abschied nehmen von Hanoi und damit bin ich am Anfang der Geschichte angekommen: ich schreibend im Bus auf der Fahrt nach Dong Hoi bzw. jetzt schreibend im Bett in Dong Hoi. Ich schreibe gerade das*

*ENDE.*

*Die nächste Episode:*

*Dong Hoi,*

*Farmstay oder das tiefste Dschungelerlebnis*

## Rundmail vom 25. Dezember

*Meer, Meer, es weihnachtet sehr …*

*Sooo, liebe Deutschländer,*

*ich hoffe, ihr habt meine Mails nicht zuu schmerzlich vermisst, dafür gibt es jetzt umso mehr zu erzählen.*

*Ich sitze gerade in Bangkok, nach einem Monat eines höchst interessanten Aufenthalts in Vietnam mit einem Paar Krücken im Anschlag. Aber zu den Gehhilfen komme ich später.*

*Aufgehört habe ich letztes Mal, als wir in Dong Hoi ankamen, richtig?*

*Wo wir eigentlich residiert haben, war ein noch kleineres Örtchen namens Phang Nga auf einer Farm/einem Hotel. Ein insgesamt sehr interessantes Ereignis, da wir mal das Vietnam erleben durften, wie es »wirklich« ist, zumindest auf dem Land.*

*Ich habe schon einmal angemerkt, dass wir, als wir in Vietnam ankamen, sehr enthusiastisch von den Locals auf und nahe der Raststätte gegrüßt und angelächelt wurden, egal, wo wir hingingen. In Hanoi war das natürlich anders, nicht jedoch in Phang Nga.*

*Am ersten Tag haben wir mit dem »Farmstay«-Manager Frank eine Tour mit seinen zwei US Army Jeeps zu einem einsamen Strand gemacht.*

*Von dort aus haben die Amerikaner im Vietnamkrieg ihre Flieger losgeschickt, was die komplette Region zur meist bebombten Region Vietnams machte. Dazu kommt, dass wir dort sehr nah an der »Demilitarised Zone« waren, der Zone, die Vietnams Norden und Süden getrennt hat.*

*Auf dem Weg dorthin hat sich zum ersten Mal unser erster Eindruck von Vietnam bestätigt. Wir waren die ersten Touristen seit zwei Monaten, die dieses Gebiet besucht haben, und wir wurden behandelt wie Superstars. Jeder einzelne Einwohner hat uns angeguckt, als wären wir eine Fata Morgana. Dann haben fast alle gelächelt und die meisten Kinder sind aus den Häusern gelaufen und haben gewunken und »Hello« gerufen. Das hat sich über die Tage nicht verändert, in meinem Fall ist es sogar noch extremer geworden.*

*Denn ich habe mir in Phang Nga einen Wunsch erfüllt, der mich schon seit den Anfängen unserer Reise begleitet hat: einmal Trekking durch den Dschungel.*

*Dort war die Gelegenheit einfach zu gut für mich, denn ich hatte die Chance, in ein Gebiet zu wandern, das 2009 das erste Mal von westlichen Forschern erkundet wurde, um die dortigen Höhlen zu begutachten.*

*Dabei haben sie dort auch die jetzt größte Höhle der Welt entdeckt.*

*Dort hat mich meine Zweitages-Tour nicht hingeführt, doch war ich in der allerersten Touristengruppe, die jemals in diesem Dschungel gewandert ist.*

*Das war also für alle eine große Sache. Es war sogar ein hoher Government Official, zuständig für Tourismus in der Region, mit von der Partie.*

*Im Fernsehen bin ich zwar nicht gelandet, aber fast. Denn die zweite Tour dorthin, die nach unserer erlaubt wurde, ist vom vietnamesischen Fernsehen begleitet worden.*

*Wir sind also frühmorgens aufgestanden, um in ein Dorf zu kommen, das wahrscheinlich noch nie Touristen gesehen hat.*

*Somit war einer unserer Führer, den wir nur den »vietnamesischen Chuck Norris« genannt haben, am ersten Tag sehr angespannt, einfach wegen der Tatsache, dass er nicht wusste, wie er sich verhalten sollte.*

*Das hat sich am nächsten Tag aber zum Glück geändert, als ihm ein einfacher Weg zum Bauen einer Brücke gezeigt wurde. Dort fällen die Leute einen Baum, der nah am Fluss liegt, und basteln daraus etwas Brückenähnliches. Mit so einer Brücke haben wir übrigens auch einen Fluss überquert.*

*Oh, fast vergessen! Auf dem Weg zu dem Dorf sind wir an einem Stück Straße vorbeigekommen, das aussieht wie eine Flugzeuglandebahn. Das hatte auch seinen Grund: Von dort aus fand eine Kamikaze-Operation statt, in der ein einziges vietnamesisches Flugzeug losgeschickt wurde, um den amerikanischen Flugzeugträger auszuschalten, von dem die Bomber aufstiegen.*

*Anders war es nicht zu machen, da alle alternativen Versuche, die Luftkraft der Amis zu schwächen, zu lange dauerten oder buchstäblich in Rauch aufgingen.*

*Dieser Flieger aber hat es tatsächlich geschafft, viele der US-Flugzeuge zu zerstören und sogar wieder zurück auf festen Boden zu kommen. Er wird immer noch als Kriegsheld gefeiert.*

*Zurück zur Tour: Ich muss schon sagen, ich habe dort viel gesehen und konnte sogar ein wenig Marmor mitbringen, der dort noch unberührt vorhanden ist. Ich war der erste Deutsche, der jemals eine der dortigen Höhlen erkunden durfte und das war schon sehr eindrucksvoll.*

*Dort hingekommen, sind wir über einen Pfad, der von Einheimischen benutzt wird, um Timber (ich weiß immer noch nicht, wie das Holz auf Deutsch heißt) oder Gejagtes aus dem Urwald zu beschaffen. Das sind die einzigen Dinge, für die sie wirklich Geld auf die Hand bekommen. Auf dem Weg haben wir auch ein Jägerlager gesehen und zahlreiche Fallen, die dort aufgestellt wurden.*

*Insgesamt ein einzigartiges Erlebnis, das ich nur weiterempfehlen kann an diejenigen, denen es nichts ausmacht, den ganzen Tag zu schwitzen, als würde es regnen, oder mal so eben einen Fluss zu durchqueren.*

*Die anderen haben in den zwei Tagen nicht besonders viel gemacht, außer die gute Küche und den Pool des Farmstays zu genießen. So kam ich semi-verdreckt - wir sind nämlich am Schluss noch mal durch nen Fluss gewatet - dort an, während die anderen höchst entspannt auf der Couch gechillt/geschlafen haben.*

*Am nächsten Tag ging es dann weiter nach Huế.*

*Dafür haben wir uns ein privates Auto mit Fahrer geholt, um an den Sehenswürdigkeiten der Demilitarised Zone zu stoppen. Sehr eindrucksvoll war ein Tunnelsystem, das mit dreiundzwanzig Metern Tiefe einem kompletten Dorf und später auch noch dem Vietkong Unterschlupf bot.*

*Es ist schon schwierig, sich vorzustellen, wie dort ganze Familien in 1,5 x 3 Meter-Parzellen lebten, die verbunden waren durch Tunnel, in denen man (wir Europäer) nicht aufrecht stehen kann.*

*Huế selber war ganz nett und wir haben via Scooter die Stadt auf eigene Faust erkunden können. Das Sehenswerte war eigentlich nur die »Imperial City«, in der ein Kaiser der (ich glaube) Nguyen-Dynastie gelebt hat.*

*Das wäre noch eindrucksvoller gewesen, wären nicht die Hälfte der Gebäude durch Wetter und Krieg dem Erdboden gleichgemacht worden.*

*Ansonsten haben wir in den zwei Nächten, die wir dort verbracht haben, nicht sooo viel gemacht.*

*Doch wurden wir überrascht, als Liam und Mick, die während unseres Vietnam-Aufenthalts Motorräder von Hanoi nach Saigon gefahren haben, im selben Hostel wie wir untergekommen waren. Das musste natürlich erst mal begossen werden und so sind wir recht verkatert nach Nha Trang aufgebrochen.*

*Dass es dort nichts zu sehen gibt, außer einem sehr schönen Strand, war uns durchaus bewusst und wir nahmen es gern in Kauf, mal nur am Strand rumzuhängen. Problem war nur: Es hat die ganze Zeit geregnet ...*

*So konnten wir dort nicht allzu viel unternehmen bis auf unseren obligatorischen Rollerausflug aus der Stadt raus, um uns mal anzugucken, wie weit der Tourismus seine Greifer ausgestreckt hat.*

*Scooter/Mopeds waren für uns übrigens immer eine klasse Methode, das normale Touristen-Programm zu umgehen bzw. es auf eigene Faust zu bestreiten. Außerdem war es sehr günstig und spaßig*

*Am zweiten Abend haben wir erkannt, nachdem wir mit dem Polizeichef von Nha Trang Pool gespielt und eine Runde ausgegeben bekommen haben, dass es für uns dort nichts mehr zu tun gab.*

*Also wieder in den Sleepingbus und auf nach Da Lat.*

*Da Lat ist eine Stadt im Inland Vietnams, etwas in den Bergen gelegen. Dort kamen die Temperaturen für uns wahrschein-*

*lich am Nächsten zu eurem Klima in Deutschland, was ja auch mal okay war.*

*Da Lat ist eine komische Stadt.*

*Man fühlt sich dort wie im Disneyland, da alle Häuser irgendwie einen kitschigen Touch haben. Es gibt dort sogar ein Replikat des Eiffelturms. Obwohl Da Lat weiter im Inland liegt, kann man den Tourismus dort an jeder Ecke spüren mit kleinen Themenparks usw.*

*Auch der Wasserfall, den wir besichtigt haben – natürlich wieder mit Mopeds – brachte keinen Unterschied zum touristischen Flair der Stadt: Alles war von vorne bis hinten für die Besucher durchgeplant, mit einer kleinen Seilbahnstrecke und sogar einer Sommer-Rodelbahn. Natürlich darf auch die kleine Gebühr an jeder »Station« nicht fehlen. Was uns schon recht viel Geld gekostet hat, vergleicht man diesen mit einem Standard-Halbtagsausflug in Asien.*

*Unser Hotel war dort aber topfit, gerade erst eröffnet, womit uns besondere Aufmerksamkeit galt. Abends haben wir uns die Zeit immer in einer Bar vertrieben (why not bar), in der es einen gänzlich verlassenen Kellerraum mit Pooltisch gab, der ganz klar ein Gentlemen's-Club-Ambiente aufkommen lassen sollte und dies auch mit Bravour geschafft hat.*

*So haben wir dort den ganzen Abend Billard gespielt und uns auf den Barhockern in Form von Pferdesätteln einen Cocktail nach dem anderen zu angemessener Westernmusik zu Gemüte geführt.*

*So auch am letzten Abend. Das war aber keine gute Idee, denn am nächsten Morgen haben wir doch glatt den Wecker überhört und wurden vom Busfahrer, der uns nach Mui Ne bringen sollte, aufgeweckt.*

*Ich kann nur sagen: Ich habe noch nie so schnell im Leben gepackt!*

*Nach diesen höchst hektischen fünf Minuten saßen wir also verkatert im Bus nach Mui Ne! Der Bus stellte sich als der blanke Horror heraus mit null Beinfreiheit und verrostet wie eh und je. Tatsächlich hat sich Robbes Voraussage, dass wir es mit der Rostlaube niemals nach Mui Ne schaffen würden, bestätigt, als uns nach mehreren Stunden Fahrt der Reifen geplatzt ist.*

*Dies stellte sich allerdings als willkommene Pause vom stickigen Gefährt heraus und es hatte noch einen Vorteil: Nach zwanzig Minuten wurden wir für die noch zu bestreitende Stunde vom luxuriösesten Schlafbus abgeholt, den wir bis dahin in Vietnam gesehen hatten. So waren die Ankunft und das Hotelsuchen am Ziel mit stark gehobener Laune wesentlich besser zu ertragen.*

*Der kleine Strandort Mui Ne ist ein Traum für jeden Liebhaber praller Sonne am Meer und/oder bezaubernder Rollertouren an der Küste und schönster Landschaft vorbei.*

*Es gibt nur eine einzige Straße im ganzen Ort. Also genau richtig für uns, aber auch genau richtig für Unmengen von Russen, die dort in so großen Zahlen auftauchen, dass die Menüs auch auf Russisch vorhanden sind und viele der Einwohner dort die Sprache »beherrschen«.*

*Hier haben wir auf unserer Rollertour einen der schönsten Tage in Vietnam verbracht: Zuerst ging es los zu den dort sehr bekannten Sanddünen, die schon fast einer Wüste gleichen. Wir haben es uns natürlich nicht nehmen lassen, uns dort von ein paar Jugendlichen herumführen zu lassen und einmal »Sandschlitten« zu fahren – was aber absolut kein Vergleich zu unserem tollen Pilzberg im Winter ist.*

*Das Klima in den Dünen ist mörderisch und der Sand ist brüllend heiß. Was diese Expedition stark verkürzt hat. Nach zwanzig Minuten fanden wir klitschnass vor Schweiß mit angeschmolzenen Schuhsohlen zurück zur Straße.*

*Okaaay, angeschmolzen waren sie nicht, aber es kam dem schon nahe!*

*Weiter ging die Tour entlang der Küste und später nahmen wir eine Abzweigung ins Inland. Wir hielten Rast an einem Laden, wo sich wahrscheinlich noch nie Touristen hin verirrt hatten und wo lokale Bergwerksarbeiter (so sahen sie wenigstens aus mit ihren orangefarbenen Overalls) sich mit Essen und Zigaretten eindeckten. Wir wurden mit unbestreitbarem Interesse bewirtet und betrachtet, wie es uns mittlerweile schon einige Male in Vietnam passiert war.*

*Danach machten wir uns auf den Weg zurück und hatten somit das Dreieck unserer Tagesroute auf der Karte vervollständigt.*

*Hört sich zwar ganz nett an, aber erst mal ist nicht zu erkennen, warum dieser Tag so besonders war, oder? Naja, um das zu beantworten, muss man einfach mal da gewesen sein, mit guter Laune, ausgeschlafen und munter und natürlich einem vollen Tank :D*

*Die teilweise komplett verlassenen Straßen, die schnurgerade und kilometerweit vom Hügel herunterführen und eine atemberaubende Landschaft preisgeben, das Schnurren des Motors, wenn man den Hügel hinabzischt.*

*Und die pralle Sonne, deren Hitze vom Fahrtwind ausgeglichen wird ...*

*Das sagt für mich schon alles!*

*Wir wären gerne länger dort geblieben. Nur dreht sich das Rad der Zeit immer weiter und wir mussten uns »sputen«, um vor Ablauf unserer Visa noch Saigon und das mysteriöse Phu Quoc Island in Augenschein zu nehmen.*

*So ging es also weiter nach Saigon, wo wir uns von einer Reisebüro/Guest-House-Besitzerin direkt vom Bus haben »abschleppen« lassen, um ihr Etablissement einer genauen Prüfung zu unterziehen.*

*Klimaanlage, gute Betten, eigenes Badezimmer, FERNSEHER, EIGENER COMPUTER, BALKON, FÜNF DOLLAR pro Person ...*

*Rein da und schlafen!!!*

*Als wir aufgewacht sind, ging es erst einmal zum Frühstück direkt auf unserer Straße.*

*Bezahlbar und lecker.*

*Somit ging es gut gestärkt ans Flüge-nach-Bangkok-Buchen für den 10. Dezember und den Bus nach Phu Quoc Island.*

*Viel haben wir an dem Tag nicht mehr gemacht – bis auf das Essen in einem super Restaurant, das übrigens das einzige Restaurant in Vietnam war, in dem ich das Angebot gesehen habe, Frühlingsrollen selbst zu rollen.*

*Am nächsten Tag hat uns das Shopping-Fieber gepackt, da Robbe, Gereon und ich einen Männerabend geplant hatten aufgrund Gereons baldiger Abreise nach Indien.*

*Dafür muss man vorbereitet sein.*

*Also haben wir uns via Taxi zur Markthalle fahren lassen, wo man praktisch alles rund um den Körper bekommt, von Klamotten über Schuhe und Accessoires bis hin zum Parfüm. Eingedeckt mit schicken Klamotten für günstiges Geld fanden die Mädels es schade, dass wir nicht zusammen ausgingen, wo wir Jungs dieses eine Mal etwas Vernünftiges anziehen würden.*

*Tja, so ist das mit den Männer-Abenden ...*

*Aber dieser Abend ist einer der denkwürdigsten in Saigon gewesen: Wir hatten uns die Adresse eines guten Steakhouse geben lassen, weil wir endlich mal wieder ein Stück Rind essen wollten, das nicht so zäh wie Gummisohle war.*

*Dieses Steakhouse hat unsere Fleischgier in vollsten Zügen befriedigt.*

*Der nächste Programmpunkt sollte ein Bier in der sagenumwobenen Skybar sein, von der wir aber weder wussten, wie sie hieß, auf welchem Gebäude sie zu finden war bzw. ob es sie überhaupt gab.*

*Robbe hatte die fantastische Idee, zum Intercontinental Hotel I. zu fahren, sich dort an der Rezeption als Gast auszugeben und Informationen über besagte Bar einzuholen. Dieser Plan wurde aber schnell über den Haufen geworfen, als wir im Hotel-Gebäude ein/e Restaurant/Bar entdeckten (»Abendrot«), die deutsche Küche und Bier anbot.*

*Das Motto hieß auf einmal: »Ja komm, auf ein Bier.«*

*Aus dem sind dann doch zwei geworden.*

*Aber letzten Endes wollten wir unseren Plan nicht aus den Augen verlieren, also rafften wir uns auf.*

*Plötzlich wurden wir von drei Deutschen angesprochen, die nicht drum herum konnten, unsere Herkunft zu erkennen. Wir kamen ins Gespräch und wurden ganz nach obigem Motto auf EIN Bier eingeladen.*

*Kai, Henrik und seine Frau Renate waren sehr nette und lustige Gesprächspartner und nach fünf Minuten Smalltalk stellte sich heraus, dass wir uns mit dem GM (General Manager) der Franchise-Kette »Abendrot« und dem GM der Hotelkette I. für Vietnam und Kambodscha unterhielten.*

*Das war schon interessant, mit den dreien zu sprechen, da sie jobbedingt sehr viel herumgekommen waren. Und so hat sich der Abend im »Abendrot« immer weiter hingezogen. Aus einem Bier wurden unzählige, die für uns zum Glück (der Laden war schweineteuer) umsonst waren.*

*Mara und ich haben jetzt auf jeden Fall die Adresse eines Vier-Sterne-Hotels in Neuseeland, bei dem wir ins Work-for-Accommodation-Programm einsteigen können.*

*Spät in der Nacht hat Kai uns noch mitgeschleift an einen Ort, wo nach seiner Beschreibung immer was los war. Lustiger Fakt: genau unsere Straße!*

*Am nächsten Morgen mussten wir das Ganze erst mal wieder Revue passieren lassen, weil es einfach zu bizarr war, nachdem wir so ein ähnliches Treffen in Nha Trang mit dem Polizeichef hatten.*

*An diesem Tag wollten wir nicht viel machen, da unsere Gemüter noch kräftig mit Alkoholabbau zu kämpfen hatten. Als wir aber auf den Balkon gingen, um eine zu rauchen, sahen wir auf einmal Mick und Liam, unsere motorradfahrenden Freunde, unten auf der Straße entlanglaufen.*

*Die Jungs waren auf der Suche nach uns gewesen, da wir sie über Facebook hatten wissen lassen, wo wir wohnten. Also haben wir mit den beiden den Tag und ein Abendessen verbracht, bevor wir um halb neun nach Phu Quoc Island aufbrachen.*

*Die Insel ist schon ein kleiner Traum für sich, an gewissen Orten zwar bereits touristisch besiedelt (dort ist natürlich auch der einzige Ort, wo man ein Hotel findet), aber noch längst nicht so stark wie die Südinseln Thailands. Leider wird sich das in den nächsten zwei Jahren verändern, denn, wie wir von Henrik erfuhren, ist dort sozusagen das Phuket von Vietnam in Planung.*

*Das haben wir auch gemerkt, als uns vom übrigens sehr lustigen Fahrer erklärt wurde, dass in der Hauptstadt gerade ein internationaler Hafen in Planung sei, um Kreuzfahrtschiffen die Möglichkeit zu geben, dort Halt zu machen.*

*Unser Touri-Programm bestand – wie sollte es auch anders sein – darin, Roller zu mieten und die Insel zu erkunden. Das war erst mal sehr schön. Wir haben einen entlegenen Strand gefunden, obwohl wir eigentlich die Wasserfälle besichtigen wollten, die uns angepriesen wurden.*

*Naja, was soll's.*

*Suchen wir uns ein Plätzchen, wo man sich an der Sonne verbrennen kann.*

*Verbrannt habe ich mich zutiefst, nur leider sehr punktuell und nicht von der Sonne herrührend, sondern von einer Bratpfanne in Form eines Rollermotors, der mir unfreiwillig den Fuß auf großer Fläche scharf angebraten hat. Stadium: well done.*

*Also machten wir uns nach einem Stärkungsessen und Erster Hilfe in Form eines einheimischen Wundermittels auf den Weg ins Krankenhaus, denn sooo schön sah das nicht aus.*

*Das war ein sehr unterhaltsamer Aufenthalt, in dessen Rahmen ich sofort behandelt wurde in einem dreckigen Behandlungsraum ...*

*Meine Versorgung sah so aus, dass mir Kochsalzlösung zur Reinigung über die Verbrennung gegeben wurde, um dem Ganzen noch die richtige Würze zu geben. Dies wurde dann in Stoffe gewickelt zum Ausgaren.*

*Prognose: drei Tage kein Wasser (sonst quillt der ganze Braten zu sehr auf).*

*Unsere Bezahlung bestand darin, alles neu zu kaufen, was für meine Versorgung benötigt wurde, sprich so circa 1,50 Euro.*

*Am nächsten Tag war das gute Stück schon auf beinahe doppelte Größe aufgegangen. Man musste der Sache Ruhe geben, damit der Braten nicht zu blutig wurde.*

*Drei Tage ruhen lassen – die anderen haben in der Zeit fast genauso wenig gemacht wie ich, haben aber noch einen Wasserfall gefunden –, dann in Bewegung halten, um das Festmahl in Saigon der Krankenhaus-Besatzung zu servieren.*

*Ein wenig Röntgenstrahlung dazu: Da konnte man sehen, wie es im Inneren des Bratens aussah. War in diesem Fall jedoch überflüssig und nur für die gewisse Note bzw. das Exquisite der Komposition zuständig.*

*Dann war alles ganz leicht: Noch ein paar antibiotische Gewürze dazu und für ein bis zwei Wochen im Krückengrill schwenken, bis man am Schluss die feinste Schürfwunde hatte, die man sich im Leben zuziehen konnte.*

*Spaß beiseite, die Krücken sind schon nervig!*

*Zurück in Saigon haben sich die anderen noch den Independence Palace angeschaut, laut Rest der Gruppe ganz nett, aber nicht zwingend notwendig. Mick hatte in Saigon auf uns gewartet und so haben wir mit ihm noch einen Abschiedsabend gefeiert. Wir gingen noch mal zur »Abendrot«, um mit ihm einmal deutsches Bier zu trinken.*

*Und wer war da wieder? Natürlich die Herren General Managers, die uns noch einmal auf ein paar Bierchen einluden.*

*Am nächsten Morgen hieß es dann Abschied nehmen von Saigon und von Mick und schnurstracks nach Bangkok fahren. Dort haben wir eigentlich nur darauf gewartet, dass unser Flug nach Bali ging.*

*Wir hatten noch genug Zeit für den beim ersten Besuch versäumten Weekend Market, der zwar ähnlich wie andere Märkte ist, aber doch schon ein paar exklusivere Güter beherbergt. Es war auch sehr spannend, dort den artistischen Teeschwenkern zuzuschauen, die den Tee in Pirouetten gießen, von einer Kanne in die andere in Distanzen von ein bis anderthalb Metern.*

*Sehr schönes Bild.*

*Den Kings Palace haben wir uns auch noch angeschaut. Was eigentlich ein schönes Ereignis war, aber weniger atemberaubend als gedacht, weil man in fast keines der Gebäude Eintritt hatte. Man konnte in den Tempel des Emerald Buddha, der von der Königsfamilie immer in das der Jahreszeit entsprechende Gewand gekleidet wird.*

*Ein sehr großes Abbild der uralten Tempelstadt Angkor Wat war auch ansehnlich. Die Tempelstadt befindet sich in Kambodscha und wir hatten sie leider aus zeitlichen Gründen nicht mehr anschauen können. So konnte man wenigstens in kleinen Dimensionen das Wunder dieser riesigen mysteriösen und charmanten Tempelstadt erfahren.*

*Das darf ich mir auf der nächsten Asienreise auf keinen Fall entgehen lassen :D*

*So, jetzt bin ich schon fast an dem Punkt angekommen, an dem ich mich gerade befinde. Nur noch ein Flug nach Kuta fehlt, der (wie auch der Flug nach Bangkok) sehr angenehm war, da ich als Mensch mit Gehbehinderung auf Zeit einen Rollstuhl in Begleitung eines Flughafenmitarbeiters bekam. Wir kamen an sämtlichen Schlangen der Kontrollen usw. vorbei, was Mara und mir eine ganze Menge Stress erspart hat, auch mit den balinesischen Visa.*

*Jetzt gerade befinde ich mich nahe der balinesischen Hauptstadt Denpasar, da Robbes Pass nicht mehr sechs Monate gültig und somit nicht für die Einreise nach Bali geeignet ist. Ein Glück, dass er im Duty Free Shop vorher eine Flasche Alkohol erworben hatte (die Preise auf Bali sind gespenstisch), was die Bestechung des Grenzbeamten ermöglichte, genauso wie sein Dasein auf Bali.*

*Jetzt muss er hier einen neuen Pass machen lassen.*

*Zwar habe ich schon ein paar Tage auf Bali verbracht, aber sooo viel ist noch nicht passiert, und um ehrlich zu sein: Das ist ein anderes Kapitel.*

*Momentan kann ich nur sagen:*

*Ich freue mich, hier zu sein,*

*ich freue mich, alle Jungs und Mädels zu sehen,*

*ich freue mich auf das Haus, das hoffentlich genauso gigantisch schön ist wie beschrieben,*

*ich freue mich auf Weihnachten,*

*ich freue mich, dass ich wieder laufen kann (ich habe nur noch keine Schuhe, in denen das Laufen gut funktioniert, daher draußen immer noch auf Krücken),*

*und ich freue mich, an Weihnachten mal die Familie zu hören und, wenn die Technik es ermöglicht, auch zu sehen,*

*ich freue mich, wenn/dass es euch gutgeht,*

*und wünsche euch allen ein frohes Fest und nen gigantischen Rutsch ins neue Jahr!!!!!!*

*Euer Till*

# Die Verletzung I

An Weihnachten war die Welt meiner Familie noch in Ordnung.

Wir haben wie geplant miteinander geskypt. Ich sollte den verletzten Fuß vor die Webkamera halten, und erwartungsgemäß schrie meine Mama auf: »Oh, Till!«

Dabei war der Fuß wieder einigermaßen in seiner ursprünglichen Form. Die Wunde sah aus wie gebratenes Hühnchenfleisch, sie war nur halb so groß wie ein Marmeladenglas-Deckel. Meinen Eltern hatte ich erzählt, dass mir ein ›Local‹ beim Parken vor der Rollervermietung mit seinem Auspuffrohr den Fuß angesengt habe. Mein Vater fragte, wie es mit der Haftpflichtversicherung des Unfallgegners aussehe. Als Entschädigung habe er mich zum Essen eingeladen, sagte ich. Das sei schweineteuer gewesen für den armen Kerl. Und die Kosten der Behandlung seien wie gesagt nicht der Rede wert.

Nach dem Weihnachtsfest auf Bali waren wir mit Leonie weitergereist nach Australien. Leonie flog im Februar zurück nach Deutschland, während Mara und ich weiterreisten nach Neuseeland. Dort hatten wir uns mit Nora und Liam für eine Tour mit dem Campervan verabredet. Nora hatte mit uns Abitur gemacht und Liam war ebenjener Amerikaner Liam, den wir in Thailand kennengelernt hatten.

Die E-Mails stammen wie gesagt von mir. Das Schreiben der weiteren Geschichte überlasse ich meinem Vater. Momentan bin ich nicht wirklich in der Lage, eine Geschichte zu erzählen.

Dass immer mein Vater schreiben musste, war sowieso ein Running Gag in unserer Familie. Wenn ein Geburtstagsgruß oder ein Kondolenzbrief zu verfassen war, sagte meine Mutter: »Du bist doch der Schriftsteller!«

Der Schriftsteller schreibt die Geschichte so, *als ob* ich sie schreiben würde.

Dabei bildete er sich nicht ein, Medium für seinen verlorenen Sohn zu sein. Aber es bestand eine Berechtigung, für mich zu schreiben, weil mein Vater und ich uns in unserer Denkweise ähnelten. Was nicht bedeutet, dass ich ähnliche Meinungen wie mein Vater vertrat. Im Gegenteil: Mein Vater ernährte sich vegetarisch, ich dagegen carnivorisch. Mein Vater setzte auf Meditation, um sein Bewusstsein zu erweitern, ich dagegen meinte, das Bewusstsein könne man leichter durch Weed erweitern.

Unsere Stimmen waren ähnlich. Mein Bruder, mein Vater und ich wurden oft am Telefon verwechselt. Wenn mein Bruder Lukas oder mein Vater sich mit »Hallo, hier ist der Till« am Telefon gemeldet hätten, dann hätten meine beiden Omas das geglaubt.

Wenn mein Vater dies hinschreibt oder liest: »Hallo, hier ist der Till« – dann hört er die Stimme, die Stimme seines verlorenen Sohnes.

# Die Verletzung II

Mein Bruder war fünf Jahre älter als ich. Er war vor einigen Wochen fünfundzwanzig geworden, während mein zwanzigster Geburtstag noch ausstand.

Die Qualitäten eines idealen ›großen Bruders‹ sind:

Er macht jeden Scheiß mit und erzählt den Eltern nichts.

Er haut dich raus, wenn du in der Klemme sitzt.

Beide Qualitäten besaß mein Bruder in außergewöhnlichem Maße. Als er mitbekam, dass ein älterer Schüler mich vor unserer Schule bedroht hatte, knöpfte er sich den in der großen Pause vor. Rein verbal, liebe Leute, aber so deutlich, dass ich nie wieder Ärger mit dem Typen hatte.

In seiner ersten E-Mail nach meiner Abreise schrieb mein Bruder, wie sehr er mich vermisse.

Mein romantischer Vater meinte dazu, dass der Ausdruck ›Ich vermisse dich so sehr‹ im Grunde gleichbedeutend war mit ›Ich liebe dich so sehr‹.

Ich schrieb zurück, dass er mir das nicht schreiben dürfe, weil ich sonst vor lauter Heimweh den nächsten Flieger nach Deutschland nehmen müsse.

Mein Bruder war am Karfreitag, meinem mutmaßlichen Todestag, nach Hause gekommen, um die Ostertage bei der Familie zu verbringen. Samstagnacht hatte er mit Freunden durchgemacht, und jetzt, am frühen Sonntagmorgen, schlief er auf meiner Couch.

Mein Bruder und ich, wir hatten eine eigene kleine Wohnung im Haus meiner Eltern. Genau genommen wohnte zuerst mein Bruder da und später, als er ausgezogen war, um zu studieren, zog ich ein. Wenn mein Vater die alten Schulfreunde meines Bruders traf, schwärmten sie ihm von dieser Kellerwohnung vor. Sie hatte eine eigene Klingel und einen eigenen Eingang. Von meinen Eltern unbemerkt konnten Besucher kommen oder der Pizza-Service.

Einer der Freunde drückte es so aus: Die Wohnung war permanent sturmfrei.

Auf einer kleinen Party in der Nachbarschaft trafen meine Eltern Leute, die sie zum ersten Mal sahen, die aber schon einiges von Tills Wohnung gehört hatten.

Oh, oh, oh!

Meine Mutter fand, dass ich zu früh in die eigene Wohnung gezogen sei. Das oberflächliche Argument war, dass ich noch nicht reif genug sei, um die Wohnung in Ordnung zu halten.

Mein Vater meinte dazu, dass er selbst in dem Alter auch nicht reif genug gewesen sei, immer schön aufzuräumen. Das habe er erst unter dem positiven Einfluss meiner Mutter gelernt.

»Stell dich bitte nicht immer als den supertollen, großzügigen Vater dar, Papa! Du hast auch rumgestresst, wenn die halb leeren Bierflaschen im Keller standen …«

Das tieferliegende Argument meiner Mutter war, dass ich von Besucher-Wellen überrollt werde und so kaum zu mir selbst finden könne.

Noch Wochen nach meiner Abreise klingelte bei mir mehrmals am Tag das Telefon. Insofern hatte meine Mutter nicht ganz unrecht.

Aber meistens war der Besuch willkommen und wer sich danebenbenahm, wurde vom ›engeren Kreis‹ vor die Tür gesetzt. Konsequent.

Für diejenigen, die zum ersten Mal kamen, war die räumliche Situation verwirrend. Also langsam und ausführlich: Das Mietshaus hatte zwei Eingänge, außen rechts und außen links. Das Treppenhaus rechts führte über alle Etagen hinauf bis unters Dach und hinunter zu meiner Wohnung im Keller. Im Treppenhaus auf der linken Seite hatten die Polizisten gestanden. Hier gelangte man ausschließlich zu den Büros meiner Eltern und zur Wohnung im ersten Stock. Hier konnte man aber auch nach hinten durchgehen und trat auf eine Terrasse hinterm Haus. Von da aus ging eine Außentreppe hinunter in den kleinen Hof. Dort gab es eine weitere Tür zum Treppenhaus rechts – dem zweiten Zugang zu meiner Wohnung.

Manche meiner Freunde kamen, um einfach nichts zu tun. Stundenlang. Das war bei den eigenen Eltern manchmal nicht möglich. Wegen der Hausaufgaben. Oder aller möglichen Aufgaben.

Manchmal spielten wir Mario. Auch wenn wir längst aus dem Alter raus waren. Oder Autorennen. Stundenlang. Hier traf sich auch die Band. Gleich neben der Wohnung hatten wir unseren Proberaum im Keller. Manchmal verwandelte sich die komplette Wohnung in ein Tonstudio. Jeder brachte sein Equipment mit. Es wurden Songs geschrieben, Soundtracks gebastelt. Stundenlang. Manchmal haben alle geglotzt. Stundenlang. Manchmal wurden eigene Videos gedreht. Für die Band. Oder für Mara. Das war Lennys filmische Liebeserklärung, als Mara in der elften Klasse für ein Jahr nach Neuseeland ging. Manchmal wurde gezockt. Poker und Schlimmeres. Manche schliefen ein auf der Couch, während die anderen kein Ende fanden. Manche telefonierten. Beziehungen wurden aufgebaut und geflext. Mitten in der Nacht.

Manchmal saß mein Vater in seinem kleinen Büro und hörte aus unseren Fenstern Gesprächsfetzen, Lachen, Musik aufsteigen. Auf dem Weg zu seinen Ohren verwandelten sich die Klänge in Traumgespinste voller Leichtigkeit. Er fühlte sich dann jung und zuversichtlich und auch etwas stolz auf das, was in dieser Wohnung möglich war.

Jetzt schlief, wie gesagt, Lukas auf der Couch.

Meine Eltern hatten die Aufgabe, ihm als Erstem die Hiobsbotschaft mitzuteilen. Die Hiobsbotschaft im biblischen Sinn des Wortes. Sie stiegen über die Treppe im Hinterhof hinunter zu der Wohnung ihrer geliebten Söhne.

Mein Bruder fuhr aus dem Schlaf auf, sah meine Eltern mit roten Augen an, sah auf die Uhr und raunzte sie an, das Frühstück sei erst um elf, er wolle noch schlafen.

Mein Vater setzte sich neben ihn.

»Lukas«, sagte er und streichelte seinen Kopf.

Mein Bruder knurrte.

»Es geht nicht ums Aufstehen«, sagte mein Vater, »wir müssen dir etwas sagen.«

»Muss das jetzt sein?«, brummte mein Bruder.

Mein Vater sagte: »Till ist tot.«

Es half ja nichts, es schonend zu sagen. Wie sollte man diese Nachricht schonend verpacken?

»Was?«

Mein Bruder saß senkrecht im Bett.

»Bei einem Busunglück in ...«

Weiter kam mein Vater nicht.

»Ich dachte immer, dass unserer Familie so etwas nicht passiert«, sagte Lukas.

Diese Verletzung war anders als die Brandwunde am Fuß, die sich auswachsen konnte.

# Das Versagen

»Hans«, sagte meine Mutter, »wir haben unser Kind nicht beschützen können.«

Es gab so viele Argumente gegen diesen Satz meiner Mutter.

Erstens: Wie sollten meine Eltern vom andern Ende der Welt aus in Argentinien eingreifen?

Zweitens war ich kein Baby mehr, das auf Schritt und Tritt überwacht werden musste. Ich war immerhin volljährig und für mich selbst verantwortlich.

Drittens konnte niemand voraussehen, dass ausgerechnet dieser Linienbus von wer weiß wie vielen Bussen, die auf dieser Strecke unfallfrei gefahren waren, aus der Bahn kommen würde.

Trotzdem stimmte der Satz. Mein Vater wusste genau, was meine Mutter meinte.

Zum ersten Mal an diesem Tag weinte er.

»Wir haben unser Kind nicht genug beschützt.«

Mein Vater fühlte sich in manchen Situationen durch meine Mutter an eine gleichsam kraftvollere Realität angeschlossen, direkt mit dem Puls des Lebens verbunden. Während er selbst in gewisser Weise *neben* dem stand, was passierte, erlebte sie die Gefühle mit voller Wucht. Sie hatte den Mut, Gefühlen ins Auge zu sehen, Gefühle auszusprechen, auch wenn sie unlogisch oder ganz und gar unpassend erschienen.

Wenn meine Mutter sich freute, dann leuchteten ihre Augen. Mein Vater hatte das Gefühl, dass mit ihr ringsherum die Wände leuchteten, das Dach sich auftat und die Sonne hereinstrahlte.

Wenn meine Mutter sauer war, stürzten die Hauswände ein. Dann flammte Feuer von allen Seiten.

Wenn sie traurig war, brach der Boden unter den Füßen weg. Dann gab es keinen Halt im Bodenlosen.

Die Intensität der Emotionen warf meinen Vater förmlich um. Und es entstand etwas, das zu einem Teil ihres gemeinsamen Lebens wurde.

›Beschützen‹ war für meine Mutter etwas viel Umfassenderes als die äußerlichen Verantwortlichkeiten. Darin lag etwas vom Vertrauen in einen Kapitän, der als Letzter von Bord ging. Auch wenn die Rettungsboote vollautomatisch ins Wasser gelassen wurden. Darin lag etwas vom Vertrauen in einen Schutzengel, den wir jedem Kind mitgeben möchten. Jeden Morgen hatten meine Mutter, mein Vater gebetet. Jeden Morgen hatte mein Vater mir innerlich eine »schöne Reise« gewünscht.

Jetzt war er erschrocken über die Doppeldeutigkeit dieses Wunsches.

In den Wochen vor Ostern war es meinem Vater dermaßen gut gegangen, dass er morgens singend durch die Wohnung sprang. Es war einer der schönsten Meditationseffekte, dass er danach aufstand und schlichtweg glücklich war. Er wusste, dass eine solche Glücks-Aussage auf viele provozierend wirkte. Angesichts des vielen Leids in der Welt. Aber er beharrte auf der Glücks-Aussage. Er wandelte den klassischen Syllogismus ›Alle Menschen sind sterblich‹ einfach um:

Alle Menschen haben ein Recht, glücklich zu sein.
Hans ist ein Mensch.
Also hat Hans ein Recht, glücklich zu sein.

Jetzt war Hans' Schiff untergegangen.
Hans hatte eine Wunde, die kein Engel heilen konnte.
Hans' Leben hatte seinen Sinn verloren. Alles war egal.

»Wir waren zu hochmütig«, sagte meine Mutter.

# Die Auflehnung

Mein Vater rief seinen Bruder, meinen Onkel, an.

»Wir müssen das Osterfrühstück absagen.«

»Was ist passiert?«, fragte mein Onkel.

Mein Vater erklärte es ihm.

»Wenn wir irgendetwas für euch tun können, sagt Bescheid«, bot mein Onkel an.

›Normalerweise‹ hätte mein Vater jetzt hundert Ostereier im Hof versteckt.

Mein Onkel versprach, die nicht versteckten Eier abzuholen.

Jeder tat etwas. Diese Dinge, die man gleich wieder vergisst. Diese Dinge, die scheinbar notwendig sind. Mein Bruder duschte. Meine Mutter packte den Osterkuchen für den Onkel ein, den traditionellen Osterkuchen der Familie, einen Frankfurter Kranz, nach Omas Rezept gebacken. Mein Vater rasierte sich.

In seinem Innern regten sich Piraten.

Sollte er den Rest seines Lebens mit hängendem Kopf herumlaufen?

Sollte es keine Freude mehr geben? Ab sofort keinen Sex mehr?

Dass mein Vater an diesem Sonntagmorgen, mit dem Rasierapparat in der Hand, an Sex dachte, war weder sexuell noch politisch korrekt.

»Männer!«, sagte dazu die eine Hälfte der Menschheit in dem ganz bestimmten Tonfall, in dem sie von der triebgesteuerten zweiten Hälfte sprach, und verdrehte die Augen.

»Mensch, Till, was hast du wieder angestellt?«, rief mein Vater.

»Was soll das denn jetzt?«, antwortete ich. »Was kann ich dafür, dass dieser Busfahrer die Karre in den Graben fährt?«

Mein Vater bemühte sich als Gutmensch seit Jahren, das Feuer seines Jähzorns zu zähmen. Was zu Sätzen führte wie: »Till, du bist der einzige Mensch, bei dem ich so ausraste.«

»Das geht mir genauso, Papa. Du könntest dich einfach mal zurückhalten.«

»Du kannst dich nicht einfach an einer Straßenbiegung aus dem Staub machen, Till!«

»Meinst du, ich mache das extra? Was habe ich dir am Donnerstag gesagt? Oder willst du jetzt abstreiten, dass wir am Donnerstag telefoniert haben? Also – was habe ich gesagt? Ich habe gesagt, dass ich nach Buenos Aires fahre. 32 Stunden lang, mit dem Reisebus. Wenn du etwas dagegen gehabt hättest, dann hättest du es, bitte schön, da sagen können. Aber was hast du gesagt? Nichts hast du gesagt! Jetzt im Nachhinein kommst du mit ›aus dem Staub machen‹! Dazu hätte ich keine Busfahrt von 32 Stunden gebraucht. Das hätte ich wirklich einfacher haben können.«

»Weißt du überhaupt, was du uns da antust, Till? Deine Mutter ist am Boden zerstört.«

»Jetzt komm mir nicht mit Mama! Ich sehe auch, dass sie am Boden zerstört ist. Meinst du, ich finde das lustig? Schließlich bin *ich* tot, nicht du.«

»Hör mal, du kannst nicht einfach tot sein! Du bist erst neunzehn!«

»Ja und? Früher oder später werden wir alle sterben.«

»Ausgerechnet am Karfreitag«, knurrte mein Vater. »Findest du das nicht ein bisschen geschmacklos?«

»Also Papa, was hast du eigentlich für Probleme? Ist dir auch aufgefallen, dass am Karfreitag Vollmond war? Nach deiner Theorie ist doch Vollmond der beste Tag, um ein neues Leben anzufangen.«

»Die Frohe Botschaft kam am Ostersonntag!«

»Also jetzt hör einfach auf, Papa! Es reicht!«

Die meisten Menschen haben Leute erlebt, die mit Verstorbenen reden. Das machte aus naturwissenschaftlicher Sicht keinen Sinn, aber den Leuten half es.

Noch weniger Sinn machte es, mit einem Menschen, der offensichtlich nicht vorhatte zu sterben über den Zeitpunkt seines Todes zu streiten. Das musste sogar mein Vater – stur, wie er war – an der Stelle einsehen.

Andererseits verstand ich seinen Punkt, auch wenn er ihn hätte anders formulieren können. Der Karfreitag als Todestag wirkte irgendwie ausgedacht, oder? Aber ich schwöre: Genau dieses Detail haben weder mein Vater noch ich erfunden. Das war einfach so.

Mein Vater rechtfertigte seine ›Diskussion‹ mit mir durch die Theorie vom Ego und dem Selbst. Das war keine Unterscheidung, auf die er selbst gekommen war. In ›esoterischen Kreisen‹ war das eine übliche Denkweise. Das Ego, wie mein Vater es verstand, war die Persönlichkeit, die man morgens nach dem Aufwachen zusammenbaute. Es setzte sich zusammen aus den Erinnerungen und Reaktionsmustern, die man aus diesen Erinnerungen entwickelt hatte. Das war der Till, den alle kannten.

Der rief leider nicht an und sagte: »Entspannt euch. Wir haben jetzt erst mitbekommen, dass ihr euch wegen dieses Busunglücks Sorgen macht. Wir saßen gar nicht in dem Bus. Nein! Wir hatten an dem Morgen verschlafen und den späteren Bus genommen. Wir sind eben erst angekommen, weil wir einen Riesenumweg fahren mussten.«

Außer dem ›kleinen‹ Ego, wie es meistens genannt wird, gibt es ein ›großes‹ Selbst. Dieses Selbst sollte nach dem Tod als Träger der Individualität weiterbestehen. Aus naturwissenschaftlicher Sicht war das Unsinn, denn wie sollte sich eine Individualität ohne Hirnaktivität artikulieren.

Aus Sicht meines Vaters war genau das aber möglich, denn darin bestand das Wesentliche einer Mediation: die Erfahrung des Selbst ohne Gedanken oder Gefühle.

Mein Vater konnte sich auf die bekannte Definition von Yoga durch den Seher Patanjali berufen:

> yogaś citta-vṛtti-nirodaḥ –
> Yoga ist das vollständige Beenden mentaler Aktivität.

Diesem Selbst traute mein Vater alles zu. Es suchte sich die Eltern für sein Kommen aus und es organisierte einen Unfall für zwei, wenn die Zeit gekommen war.

Nach der Rasur ging mein Vater in die Küche. Meine Mutter stand am Küchenfenster.

»Hans«, sagte sie.

»Ja«, sagte mein Vater und sah sie an.

»Ich möchte nicht, dass unsere Ehe daran zerbricht. Wie so viele Ehen.«

# Der Freundeskreis: eine kurze Einführung

Es klingelte zum zweiten Mal an diesem Ostersonntagmorgen.

Was dann passierte, versteht man nur, wenn man ein wenig über meine Freunde weiß. Es gab ja schon einige Andeutungen.

Meine Mutter erzählte öfter, welch hohe Meinung ich von den Freunden habe.

Sie hatte mich manchmal auf dem Weg zur Arbeit an der Fabrik abgesetzt, wo ich mir das Geld für die Reise verdiente. Dabei unterhielten wir uns und ich sagte: »Von meinen Freunden wirst du noch einiges hören, Mama!«

»Und du, Till? Was hast du selbst vor?«, wollte meine Mutter immer fragen.

Sie hat diese Frage allerdings niemals gestellt.

Aber das war ein anderes Thema.

Mein Vater mit seiner Neigung zur poetischen Übertreibung bezeichnete meinen Freundeskreis als »soziale Plastik«. Ein Kunstwerk im Sinne von Joseph Beuys. Okay – lassen wir ihm seinen Spaß.

Genau genommen gab es zwei Freundeskreise. Die Jungs trafen sich bei mir in der Wohnung, die Mädels bei Mara. Bei mir hieß das ›Chillen bei Till‹, das war eine Art Insider-Motto. Die Mädchen nannten sich die ›Chillerbienen‹. Das war auch eine Anspielung auf unsere Schule, die nach dem Klassiker Schiller benannt war. Beziehungs- und partymäßig war alles ein Mischmasch. Man könnte das Ganze auch mit einer Ellipse vergleichen, die zwei Brennpunkte hatte. Wenn einem von uns etwas zustieß, verbreitete sich das blitzschnell über diverse soziale Netzwerke. Man traf sich bei Mara und bei Till. So konnte es nicht verwundern, dass an diesem Sonntagmorgen nicht mein Onkel vor der Tür stand, um die Ostereier abzuholen, sondern mein Freund Jan.

Neben Jan stand der Vater meines Freundes Lenny.

Jan war Sänger, Dichter, Entertainer. Er spielte Klavier, Ukulele, Akkordeon – mindestens. Manchmal traf ich ihn um drei Uhr nachts im Park, weil das auf halbem Weg zwischen unseren Wohnungen lag. Wenn Probleme anstanden, brachte ich das Notfall-Kit mit. Manchmal machten wir auch Musik auf dem Pilzberg, Trompeten-Sound über dem weißen Wiesennebel. Jan gehörte nicht zur Stammcrew unserer Band *Hot & Chocolate*, sondern gründete später eine eigene Band, übrigens zusammen mit Lenny. Er war manisch, aber er hatte es drauf, Leute!

Jan und Lennys Vater standen also vor der Tür, als mein Vater öffnete.

Jeder umarmte jeden. Jeder heulte.

Jan ging rauf in das Wohnzimmer meiner Eltern und setzte sich ans Klavier. Es gab eine Art Gravitationskraft zwischen Jan und Klavieren. Wo immer ein Klavier stand – bei uns, bei Mara, in der Schul-Aula –, da dauerte es nicht lange, bis Jan davorsaß.

Mein Vater fand das cool. Er hatte klassischen Klavierunterricht gehabt und konnte leidlich Noten lesen. Aber er beneidete alle, die frei nach Gehör spielten. Zudem fand er gut, dass dieses Klavier nicht nur von ihm benutzt wurde. Und überhaupt – gute live gespielte Musik verwandelt jede Hütte in einen glänzenden Konzertsaal.

Es gab jedenfalls niemals Ärger mit den Nachbarn, sondern im Gegenteil: Die Nachbarn schwärmten bei meinem Vater von der Musik.

Jan sang und spielte *Sunny*.

Erst in dieser Situation wurde meinem Vater klar, dass *Sunny* bei meinen Freunden eine Art Markenzeichen für meine Wenigkeit war.

Lennys Vater Manfred saß am Ostertisch und seufzte: »Der lustige Till!«

Mein Vater sagte nichts dazu, aber er sträubte sich gegen diesen Seufzer. Er interpretierte das Seufzen folgendermaßen: »Warum musste dieses Unglück ausgerechnet jemanden treffen wie Till, der immer so lustig war?«

Das war keineswegs böse gemeint, aber offenbar nahm Manfred meinen Tod als Tatsache hin.

Für meinen Vater hingegen stand trotz der erdrückenden Beweislage noch lange nicht fest, dass ich tot war.

Im Laufe des Sonntags kamen auch Moritz und Nelly, Pauls Mutter.

Moritz war unser Fotograf und Regisseur. Er war der Kumpel, mit dem ich mit zwölf Jahren eine Nacht auf dem Dach der Turnhalle übernachtete. Mit dem ich später die eine oder andere Wand ansprayte. Keine Details dazu bitte.

Für die Reise hatte er mir eine Kurzanleitung für die perfekte Belichtung von Thai-Nutten geschrieben.

Paul war die bestaussehende Partie der Schule, Magier meisterhafter Mitternachts-Menüs auf der Basis beliebiger Kühlschrank-Inhalte, Beziehungs-Dramatiker und Freund von allem, was verboten war.

»Das tust du nicht, Paul!« war der Satz, der ihn einige Male vor absehbaren Scherereien bewahrte.

Meine Eltern kannten seine Mutter bis dahin noch nicht. »Die beiden waren so gute Freunde«, sagte Nelly. »Ich musste einfach vorbeikommen.«

Manche konnten an dem Tag nicht kommen, weil sie selbst zu der Zeit verreist waren.

Aber spätestens zu meinem Geburtstag kamen sie alle:

Roman, der Gitarrist von *Hot & Chocolate*, skilled in Theorie und Praxis des Gitarrenriffs, mit einem Faible für lange Diskussionen und elegante Freundinnen.

Finn, unser Schlagzeuger. Das Naturtalent, dessen nackter Oberkörper die Mädels zum Kreischen brachte. Der Kumpel in Baumhäusern und Discos. Der beim Fahrrad-Rennen über den Lenker flog. Der durch das Dach der verlassenen Lagerhalle krachte, als wir das Band-Video drehten. Alles in Ordnung, liebe Eltern, wir sind nur kurz im Krankenhaus.

Benno, Börni, Bastian, Ben – mein Vater hatte eines Tages den Überblick verloren.

Die uralten Freunde aus der Kindergartenzeit konnte er auseinanderhalten: Pascal, Daniel, Annie, Frederic. Auch an die Grundschulfreunde erinnerte er sich: Uwe, Dario, Timo, Tobias. Selbst die ›erste Freundin‹ kannte er vom Kindergeburtstag: Verena.

Unübersichtlich wurde es ab dem Alter von etwa zwölf, dreizehn, als auch Mara auftauchte. Die Geburtstagsfeiern wurden nicht mehr von den Eltern arrangiert. Und wer ab dem Alter von fünfzehn, sechzehn in meiner Wohnung aufschlug, bekam mein Vater nur gelegentlich mit. Obwohl ich ihm die wichtigen Leute vorstellte, warf er die Namen durcheinander:

Julius und Jim, Gereon und Bert, genannt Robbe – oder Robbe, genannt Bert.

Nicht zu vergessen Greg, den Klarinettisten.
Und Simon, den Botaniker.

Diese geheime Plantage war vermutlich eine der vielen Legenden, die sich um den Freundeskreis und die Wohnung rankten.

Bei den Mädchen blickte mein Vater noch weniger durch. Mara war ihm ein Begriff, aber er hatte sich nie wirklich mit ihr unterhalten. Leonie und Lena lernte er in der Kneipe kennen, bei der Vorbesprechung zur Reise mit Mara. Debb, die immerhin mit zu unserem Abschied auf dem Frankfurter Flughafen gefahren war, konnte mein Vater erst Wochen später einordnen. Dass Janina die Freundin aus Pauls sagenhaft dramatischer Beziehung war, kapierte er wiederum auch erst Wochen später.

Sowohl Janina als auch Paul hatten mit mir über ihre Beziehung telefoniert. Monatelang wussten sie nicht, dass ich beide Seiten hörte. Keine Ahnung, von wem mein Vater das erfahren hat. Von mir jedenfalls nicht.

Aber nicht nur mein Vater hatte Schwierigkeiten, durchzublicken. Selbst mein Bruder Lukas wunderte sich immer wieder, wen ich alles grüßte, wenn wir zusammen in der Stadt unterwegs waren.

»Na, Alter. Was geht?«

# Die Eltern: ein Vorstellungsgespräch

Inzwischen war auch mein Onkel gekommen. Er war kein Freund langer Reden, sondern tat wie alle das scheinbar Notwendige: die Ostereier abholen.

Seine Miene drückte etwa Folgendes aus: Das war kein Osterfest, das war eine einzige, riesig große Katastrophe!

Das Telefon klingelte, Fritz war am Apparat, Maras Vater.

»So eine VERDAMMTE SCHEISSE!«, sagte Fritz.

»Ja, so eine VERDAMMTE SCHEISSE!«, wiederholte mein Vater.

Er hätte nicht gewusst, was er sagen sollte, und war erleichtert, dass man mit Fritz vernünftig reden konnte.

Während es bei meinen Eltern relativ ruhig war, hatten Frida und Fritz die Wohnung voll mit Besuch. Sie müssten da mal kurz raus, sagte Fritz. In einer halben Stunde wollten sie bei meinen Eltern vorbeikommen.

Was wussten die Eltern über die Eltern?

Und umgekehrt?

Wie bei allen diplomatischen Beziehungen hatten sie erst einmal Erkundigungen eingezogen. Über meinen Vater wurde aus informierten Kreisen bekannt, dass er keine alkoholhaltigen Getränke zu sich nahm.

Ein Softdrinker.

Das war irgendwie verdächtig.

Im Vorfeld der Reise hatten sich beide Fraktionen zu einem Kennenlern-Abend getroffen. Nach dem ersten »Schön habt ihr's hier!« waren sie zum offiziellen Austausch der beruflichen Visitenkarten gekommen. Das übliche Beschnuppern, auch Abchecken genannt, zu welcher sozialen Kaste man gehörte. Es erinnerte an Poker. Na los, zeigt euer Blatt!

Fritz zögerte nicht, seine Karten aufzudecken. Er war Chefarzt in einer Kinderklinik. Bravo!

Mein Vater konterte mit seinem Diplom in Mathematik. Respekt, aber Moment mal: Bedeutete das eigentlich viel oder wenig Geld?

Okay, er arbeitete selbstständig als EDV-Trainer und Programmierer.

Die Frage nach dem Geld blieb unbeantwortet.

Meine Mutter Susanne war Architektin.

Ja, sie arbeitete in dem Beruf. Nein, nicht als Innenarchitektin. Schön, aber Moment mal: In dieser Phase sprach man natürlich nicht über Geld!

Frida führte sich als Leiterin der Freiraum-Galerie ein. Interessant, sehr interessant, aber Moment mal.

Zum Glück blieb es nicht den ganzen Abend steif.

Sie gingen vorsichtig miteinander um, bis Frida und Fritz über irgendein Thema in Streit gerieten. Mein Vater erinnerte sich nicht mehr genau, aber wahrscheinlich ging es darum, ob der Arztberuf ein anspruchsvoller oder anstrengender, ein erfüllender oder überbewerteter Beruf sei.

Meine Eltern gestanden, dass sie sich oft gestritten hätten, auch vor den Kindern. Und noch öfter, wenn das Geld knapp gewesen sei.

Dieses Geständnis war nicht gerade taktvoll in dem Zusammenhang, aber es lenkte das Gespräch in eine andere Richtung.

Sie stellten fest, dass sie im Freundeskreis zu den wenigen Paaren gehörten, die nicht geschieden waren:

Finns Eltern waren geschieden.
Jans Eltern waren geschieden.
Lenas Eltern waren geschieden.
Lennys Eltern waren geschieden.
Leonies Eltern waren geschieden.
Moritz' Eltern waren geschieden.
Pauls Eltern waren geschieden.

Das Eis war gebrochen.

Fritz konnte locker mit den Ohren wackeln. Womit er die Kinder bei der Anamnese zuverlässig verblüffte.

Er selbst war als Kind schon sehr weit gereist. Und reiste noch immer gern. Erst kurz zuvor hatte er vom Honig in Goa gekostet und vom Wildschweinbraten der Toskana.

Im Falle eines Falles hatte er einen passenden Tipp auf Lager, zum Beispiel: halbes Aspirin in die Zahnlücke stecken.

Frida war eine passionierte Leserin. Wenn sie nachmittags anfing und das Buch sie packte, dann las sie durch bis drei Uhr nachts. Zu allen Lebenslagen konnte sie erstklassige Bücher besorgen. Und die Freiraum-Galerie, die sie mit einem Team leitete, war weit mehr als eine Galerie mit Kunstausstellungen. Hier fanden Lesungen, Chorproben, Konzerte statt. Es war eine

Art ›Salon‹, wie Marcel Proust ihn besucht hatte, ein Treffpunkt der Kunstliebhaber im Quartier.

Hatten wir eigentlich erwähnt, dass Frida als junge Frau Judaistik studierte und als junge Mutter Design? Ihr geschulter Blick zeigte sich bei allen Gelegenheiten: beim Hängen einer Ausstellung oder beim Anrichten eines Salats.

Wie sollte mein Vater an dieser Stelle meine Mutter vorstellen? Er liebte ihre ungebändigten Haare, er liebte ihre Augen, er liebte ihre hohe, runde Stirn, er liebte ihren von tiefen Linien umzeichneten Mund. Eigentlich liebte er alles an ihr.

Es stellte sich die Frage, warum es immer wieder zum Ehekrach gekommen war. Daran konnte sich mein Vater in diesem Augenblick nicht mehr erinnern. Wenn er ausgeschlafen war, dann liebte er sogar die Dinge, die seine roten Knöpfe drückten. Weil er dann spürte, dass meine Mutter innerlich unabhängig war und immer sein würde. Genau das aber liebte er ganz besonders an ihr.

Sie waren alle vier Idealisten. Frida und mein Vater mit seinen literarischen Projekten ziemlich offensichtlich, Fritz und meine Mutter versteckter.

Meine Mutter war als Architektin am Machbaren und Praktischen orientiert. Aber sie verehrte das Großartige, das ihr in der Kunst begegnete, das Herausragende, das die Grenzen der Gedanken und Gefühle sprengte.

Bei Fritz genügte ein Kratzen an der Oberfläche und man stieß auf seine Leidenschaft für die Musik.

Mara und ich waren übrigens die sogenannten Nesthäkchen. Häkchen, die sich gerade vom Nest gelöst hatten. Mara hatte wie ich einen älteren Bruder. Janosch war genauso alt wie Lukas. Als Zugabe hatte Mara noch eine ältere Schwester: Feli.

An diesem Kennenlern-Abend verabredeten die Eltern, sich während unserer Reise als ›Zurückgebliebene‹ in gewissen Abständen zu treffen. Meine Mutter glaubte zu Recht, dass ich nicht wegen jedes Pupses anrufen würde. Das fand sie auch okay. Eine Reise nach dem Abitur war nicht dazu da, jeden zweiten Tag die Mama anzurufen. Eine Reise in die Ferne diente im Gegenteil dazu, Abstand zu gewinnen. Der Abstand sollte mindestens so groß sein, dass man sein eigenes Leben in den Blick bekam. Dass man zum Beispiel die vielen Selbstverständlichkeiten des Alltags bemerkte, die nicht wirklich selbstverständlich waren.

Im Idealfall lernte man auf der Reise, den vergangenen Lebensabschnitt zu schätzen oder wenigstens einzuordnen. Im Idealfall wusste man hinterher, was man als Nächstes im Leben tun wollte. Im Idealfall, wie gesagt.

Es fiel meiner Mutter zwar schwer, aber sie fand einen Zwei-Wochen-Rhythmus ausreichend. Zwischendurch konnte sie Frida anrufen, die genauer informiert war, wo wir uns gerade aufhielten.

»Weißt du noch, Papa, welches Buch du mir mit auf die Reise gegeben hast?«

»Die *Anna Karenina*. Weil du im besten Alter bist, um einen Klassiker zu lesen.«

»Alle glücklichen Familien gleichen einander.« So fing der Roman an.

Besonders wenn sie in der Mittelschicht eines reichen, europäischen Landes lebten, dachte mein Vater. Und nicht arbeitslos waren.

Befremdlich war, dass die beiden Familien sich auch in ihrem Unglück gleichen sollten.

Fritz und Frida waren gekommen. Mit langen Schritten lief Fritz durch das Wohnzimmer.

»Ich will dahin«, sagte er.

»Seid ihr verrückt geworden!«, sagte Jan. »Am Ende passiert euch auch noch was in Argentinien.«

Gut, dachte mein Vater, wenn das Flugzeug nach Argentinien abstürzen würde, dann wäre das Leben vollbracht.

Wie wahrscheinlich die meisten Eltern wäre er lieber selbst gestorben, als das eigene Kind sterben zu sehen.

»Der Flieger geht heute Abend um zehn«, sagte Fritz. »Kommt ihr mit?«

Mein Vater konnte sich so schnell nicht entscheiden. Er musste die Sache erst von allen Seiten betrachten.

»Ich wollte erst morgen früh mit der Botschaft besprechen, wie das Ganze abläuft.«

»Das können wir direkt vor Ort«, sagte Fritz. »Ich will auf jeden Fall dahin.«

»Vorher will ich Lukas fragen, ob er mitkommt.«

Meine Mutter holte meinen Bruder.

»Nächste Woche habe ich sowieso Ferien«, sagte er. »Ich müsste aber vorher nach Münster, weil ich meinen Reisepass nicht dabeihabe und ein paar Sachen mitnehmen wollte.«

»Das wird knapp«, sagte mein Vater. »Sollen wir nicht doch einen Tag warten?«

»Wie soll ich denn diese Nacht schlafen?«, fragte Fritz. »An Schlaf ist überhaupt nicht zu denken. Überlegt es euch! Wir müssen jetzt wieder los. Bei uns ist die Bude voll.«

»Wir besprechen es gleich und geben euch Bescheid«, antwortete mein Vater.

Zum Abschied umarmten sich alle. Frida flüsterte meinem Vater ins Ohr:

»Bitte kommt mit!«

Mein Vater ging von einer Woche Aufenthalt in Argentinien aus. Warum er glaubte, dass sie etwa eine Woche brauchen würden, wusste er nicht.

Meine Mutter müsste in ihrem Büro Bescheid geben, dass sie trotz laufender Projekte nicht da sein werde. Mein Vater müsste seine Termine absagen. Außerdem war klar, dass ein Flug nach Argentinien nicht für fünfzig Euro zu haben war.

Meine Eltern standen im Schlafzimmer.

»Ich bin dafür zu fliegen«, sagte meine Mutter.

»Heute noch?«, fragte mein Vater.

»Warum nicht?«, antwortete meine Mutter.

»Okay«, sagte mein Vater. Er hatte fünf Stunden Zeit, bis der Zug nach Frankfurt ging. Er rief seine Schwester an und erklärte, was sie beschlossen hätten und ob die Cousine den Lukas nach Münster und zurück nach Köln fahren könne.

»Wir beraten, wer fährt«, sagte meine Tante. »Einer wird auf jeden Fall fahren.«

Mein Vater ging in sein Büro und suchte die Privatnummern seiner Geschäftsfreunde heraus.

»Dass du noch die Nerven hast, anzurufen«, sagte einer.

»Till ist tot?«, fragte ein anderer. »Wie ist das passiert?«

»Mach dir bloß um uns keine Gedanken.«

Fritz rief an. »Der Flieger um zehn wäre zu teuer geworden. Wir haben einen Flug um acht Uhr gebucht, Business-Class. Was anderes haben wir so kurzfristig nicht bekommen. Schafft ihr das? Wir nehmen den Intercity um fünf.«

Zwei Stunden weniger. Mein Vater rief Lukas an, der bei seinem Onkel im Wagen saß.

»Noch ungefähr siebzig Kilometer bis Münster«, sagte Lukas.

»Schreib dir bitte die Flugnummer auf«, sagte mein Vater. »Und kommt nicht nach Köln zurück. Wir treffen uns direkt am Flughafen in Frankfurt.«

Meine Eltern nahmen ein Taxi und stiegen zur selben Zeit aus wie Frida und Fritz, die mit einer Freundin gekommen waren.

Die beiden trugen jeder eine leichte Reisetasche über der Schulter.

Im Koffer meiner Mutter befanden sich ein frisch gebügeltes Hemd und eine Jeans für mich.

In der Laptop-Tasche meines Vaters befand sich ein Dokument mit den Namen und Adressen der Krankenhäuser, in denen er nach Mara und mir fahnden wollte.

Fritz versuchte, dem Zugschaffner zu erklären, dass er Flugtickets inklusive Zugfahrkarte gebucht habe, auf seinem Computerausdruck aber nur die Flugnummer stehe.

Der ziemlich große, ziemlich schwere Schaffner meinte mit ziemlich lauter Stimme, er wolle die Zugtickets sehen. Resigniert zückte Fritz die Mastercard. Mein Vater schloss sich an.

Am Flugschalter tippte die Dame ziemlich lange auf der Tastatur herum und kam zu dem Ergebnis, dass sie die Reservierung zwar sehe.

Aber die Tickets seien nicht da.

Fritz tippte auf seinem Smartphone herum, das noch neu und auf der Reise ziemlich praktisch war. Mein Vater bewunderte, mit welcher Selbstverständlichkeit und Schnelligkeit er alles, was anfiel, per Handy erledigte. Er hatte im Handumdrehen einen Mitarbeiter der Webseite, auf der er gebucht hatte, am Telefon. Der fand heraus, dass die Zahlung nicht erfolgt sei, weil der Betrag für eine Transaktion mit der Kreditkarte zu hoch war.

Fritz stornierte die Buchung komplett.

Neben meiner Mutter stand auf einmal mein Bruder.

»Viele Grüße vom Onkel«, sagte er und wollte noch schnell etwas zu trinken besorgen.

Die Fahrt über Münster direkt nach Frankfurt war ohne Probleme verlaufen. Mein Bruder war pünktlich angekommen.

Trotz einiger Widerstände waren inzwischen auch die Flüge fest gebucht. Sie konnten alle zusammen einchecken. Es klappte perfekt.

Nur der Till, dachte mein Vater, und das würde er öfter denken, der Till fehlte.

# Das Geschenk

Die Sitze in der Business-Class waren angenehm. Mein meditativ entspannter Vater hatte kein Problem einzuschlafen.

Mitten in der Nacht aber wachte er auf und schaute auf den Bildschirm, der auf der Rückseite des Sitzes vor ihm angebracht war: Eine Landkarte mit der aktuellen Position des Flugzeugs wurde gezeigt.

In aller Stille gedachte mein Vater der Tatsache, dass er in diesen Augenblicken zum ersten Mal in seinem immerhin über 56-jährigen Leben den Äquator überquerte.

Als kleiner Junge hatte er sich Gott weiß was unter der Äquator-Taufe vorgestellt.

Maras Vater Fritz erzählte einmal, dass sein Vater eine solche Taufe erlebt habe. Auf einem holländischen Frachtdampfer habe er durch eine Röhre kriechen müssen, während die Matrosen ihm von der anderen Seite aus einen Wasserschlauch entgegenhielten. Daran konnte sich Fritz erinnern, der als fünf- oder sechsjähriger Junge daneben stand. Und seinen Vater gern verteidigt hätte.

Jetzt erfüllt sich mein uralter Äquator-Wunsch, dachte mein Vater.

Es kam ihm vor, als hätten Mara und ich ihm eine Reise geschenkt. Unser ›großes Selbst‹ natürlich, um genau zu sein, dem er alles zutraute.

Allerdings wunderte er sich, denn unser ›kleines Ego‹ hatte sich ebenfalls gewünscht, dass die Eltern nach Argentinien kämen, um uns abzuholen.

Einmal hatte ich zu Hause angerufen und meinen Vater erreicht.

Plötzlich sagte Mara: »Gib mir mal deinen Papa!«

Was will die Mara wohl von mir?, dachte mein Vater, denn wie schon erwähnt, hatte er sich noch nie wirklich mit ihr unterhalten.

Sie kam gleich zur Sache: »Ich habe gehört, dass ihr uns eventuell in Argentinien besuchen wollt? Das fänden wir superschön.«

Mein Vater meinte wie immer zögerlich, dass er mich erst fragen müsse. Er wisse nicht, ob ich es überhaupt gut fände, wenn die Eltern in seine Reise hineinplatzten.

»Doch, doch«, versicherte Mara. »Der Till findet das gut.«

Hätte ich auch gut gefunden. Kein Problem von meiner Seite aus. Nur mein Vater sah das ein bisschen kompliziert.

In den folgenden E-Mails berichtete er über den jeweiligen Planungsstand. Erst waren die einen unsicher, dann kam bei den anderen etwas dazwischen. Am Ende setzten nur Maras Bruder Janosch und seine Freundin Sarah den Besuchsplan um. Genau eine Nacht vorher, von Karsamstag auf Ostersonntag, waren sie nach Buenos Aires geflogen.

Mara und ich hatten vor, sie in Buenos Aires zu treffen und einige Zeit zusammen mit ihnen durch Argentinien zu reisen.

Jetzt aber folgten ganz ohne vorherige Planung die Eltern. Und sogar mein Bruder war mit von der Partie.

Hatte unser ›großes Selbst‹ einen Wunsch des ›kleinen Ego‹ aufgegriffen und die Eltern nun doch nach Argentinien geführt? So rätselte mein Vater. Oder hatte umgekehrt unser ›kleines Ego‹ eine Ahnung gehabt von dem, was das ›große Selbst‹ vorhatte?

Wo lagen die Berührungsflächen zwischen Ego und Selbst und wie durchlässig waren sie?

Der atmende Körper als Zusammentreffen von Geistigem und Materiellem erschien ihm als Wunder.

Darüber schlief er wieder ein, mein Vater.

# Mara

Janosch erzählte einmal, wie er Männer beobachtet habe, die mit offenen Schnäbeln seiner Schwester hinterherstarrten.

Alle saßen in einer Reihe und drehten synchron die Köpfe, als Mara an ihnen vorbeiging.

Blaue Augen, volle Lippen, blonde Haare.

Offener Blick, Freiheit von Furcht, Narben auf den Knien.

In der Tat war Mara das Kind gutaussehender Eltern und in einer Menschenmenge eine auffallende Erscheinung. Sie wusste auch zu posieren, wie viele Kinder des digitalen Zeitalters. Auf all unseren Reisefotos kam sie optimal rüber. Aber sie hielt eine gewisse Distanz zu ihrem Aussehen.

Gott schaut nicht auf das Äußere.
Gott schaut auf das Herz.

Merkwürdigerweise konnte mein Vater sich an diesen Konfirmationsspruch erinnern, den Mara sich ausgesucht hatte.

Seine allererste Erinnerung an Mara war die an ein Konzert der Musikschule. Damals waren wir ungefähr zwölf Jahre alt. Mara spielte Keyboard in einer Band mit Paul an der Gitarre und Moritz am Schlagzeug.

Meinem Vater fiel ihre Ruhe auf: als würde sie täglich vor Publikum auftreten.

Leider war dies das letzte Konzert der Band, die sich kurz danach auflöste.

Etwa drei Jahre später saß Mara bei einem *Hot & Chocolate*-Konzert im Publikum. In den Schlussapplaus hinein rief sie so laut, dass der ganze Saal es hören konnte: »Lenny, ich will ein Kind von dir!«

Wieder drei Jahre später fiel sie meinem Vater auf, weil sie half, meine Wohnung zu renovieren.

Ich selbst wäre dieses Kapitel übrigens anders angegangen.

Mein Vater kann sich auf nur wenige direkte Erinnerungen stützen. Und ich finde es nicht gut, dauernd Maras Aussehen herauszustellen. In der Schule wurde sie wütend, wenn die Jungs ihre guten Noten auf den Titten-Faktor zurückführten.

Gut, mein Vater rührt hier einen Cocktail zusammen aus seinen Erinnerungen und dem, was er so über sie gehört hat. Es ist eine Art nachgetragener Sympathie für Mara.

Natürlich fiel sie auch auf der Abifeier in ihrem schulterfreien karmesinroten Kleid auf.

Es hatte sich im Orga-Team so ergeben, dass sie und ich die Abschlussrede halten sollten. Wir waren nach Jan an der Reihe. Mit seiner ätzenden Satire am Klavier auf Lehrer und Schüler der Stufe hatte Jan Standing Ovations geerntet.

Nun standen wir da oben.

Als Erstes zog Mara ihre hohen Stöckelschuhe aus, damit sie neben mir nicht so groß wirkte.

Barfuß auf der Bühne, dachte mein Vater, das machte unseren Auftritt von vornherein locker und flaumig.

Naja, es war eine typische Abirede, ein paar Lehrer-Anekdoten, ein paar Bemerkungen zum Hausaufgabenstress und Schuleschwänzen, ein bisschen Schleim. Kam ganz gut an.

Das Rätselhafteste für meinen Vater war Maras Nachdenklichkeit, von der ihre Freundinnen im Nachhinein erzählten. Sie dachte manchmal, dass sie so viel Glück hatte im Leben, dass es nicht normal war. Es gab keine Probleme mit ihrer Familie, keine nennenswerten Probleme in der Schule, sie hatte tolle Freundinnen, sie hatte einen tollen Freund. Sie hatte tatsächlich das Gefühl, dass dieses Traumleben nicht ewig so weitergehen konnte.

»Da sagst du nix. Da guckst du nur.« War einer von Maras Sprüchen.

Sie war übrigens eine höllische Gegnerin beim Basketball, eine wilde Amazone.

Ansonsten eine offene, liebenswerte Person. Wen sie mochte, auf den ging sie zu, schloss ihn in ihre Arme. Die Silvesterpartys bei ihr waren eine Institution. Über dem großen Bett in ihrem Mädchenzimmer leuchtete das Emblem der Gruppe *The Doors*. Über ihrem von Fotos und Erinnerungsstücken überquellenden Schreibtisch leuchtete eine orangefarbene Sonnenlampe mit schmiedeeisernen Strahlen.

Sie sei der Sonnenschein der Familie gewesen, sagte ihre Mutter Frida bei jeder passenden Gelegenheit. Mit ihrem ausgleichenden Temperament enorm wichtig für alle.

Dann fügte Frida hinzu und jetzt kommt selbst sie mit diesem Punkt: »An Mara war *alles* schön – außer ihre Füßen.«

Naja, die Mutter musste es wissen.

# Der argentinische Mond

Mein Vater war etwas mondsüchtig. Ging es auf Vollmond zu, fühlte er sich prächtig. In der Woche vor Neumond pfiff er auf dem letzten Loch.

Als die kleine Reisegruppe morgens gegen neun Uhr Ortszeit auf dem Flughafen in Buenos Aires ausstieg, sah er durch ein Fenster der Gangway das erste und einzige Mal in Südamerika den abnehmenden Mond. Der hatte nicht wie in Deutschland einen scharfen Rand links, sondern oben.

Der Mond sah aus wie ein Schirm, nicht wie eine Sichel.

»Sieh mal, der Mond«, sagte mein Vater.

»Nicht jetzt, Papa«, antwortete Lukas.

# Der Film

Janosch und Sarah erwarteten die beiden Elternpaare und Lukas am Flughafen. Bei jedem ersten Treffen nach der Nachricht wurden alle von inneren Trauerwellen überschwemmt. Jeder wusste das und fand es normal.

In alten Theatern hingen zwei Masken nebeneinander: die lachende, die weinende. So fühlten sie sich, wie in einem Stück oder Film. In der nächsten Minute brachte eine unbekannte Regie das Publikum zum Weinen oder zum Lachen.

Es war okay so.

Szene Taxi vom Flughafen in die Stadt: Buenos Aires/Tag/Sonne

Fahrbahn mit mindestens 16 Spuren. Die Autos scheinen den Erinnerungen der Väter entsprungen. Unter dem Rückspiegel baumelt ein Heiliger Christopherus.

Der massige Taxifahrer bekreuzigt sich.

Kurz nachdem er losgefahren ist, hält er am Rand der Autobahn, fängt den zweiten Wagen ab, bespricht sich.

Weiterfahrt, Schwenk auf den Rio de la Plata

Rotes Wasser, kilometerweit ROTES Wasser.

Szene Fahrt durch die Stadt: Buenos Aires/Tag/Sonne

Feigenbäume und riesige Trompetenbäume, Jacaranda genannt oder Tipuana-Tipubäume.

Villen, reich verzierte Fassaden, eckige Wohntürme, bunte Balkontürme. Palmen, Platanen. Massen von T-Shirts.

Hitzeflächen auf Asphalt. Gebläse, Luftabzüge, Rotoren. Lichtflecken auf Reklame. Einbahnstraßen, Busse, Einbahnstraßen.

Szene Botschaft, Ankunft: Buenos Aires/Tag/Sonne

Eine stille Seitenstraße, von hohen Kiefern beschattet.

Sieben Personen, Rucksäcke, Reisetaschen, Koffer quellen aus zwei Taxis.

Szene Botschaft, erster Versuch: Buenos Aires/Tag/Sonne

Pförtnerloge.

Die Pförtner telefonieren. Der Tag ist in Argentinien zwar kein Feiertag, aber am Ostermontagmorgen ist niemand vorbereitet auf das unangekündigte Eintreffen zweier Familien im Ausnahmezustand.

Das Gepäck darf in der engen Loge aufgestapelt liegen bleiben.

Szene Café: Buenos Aires/Tag/Sonne

Korbstühle und -tische in einem offenen Schaufenster, gedämpftes Licht durch eine rote Markise.

Der Kellner bringt eine englische Karte, macht aber »schtsch«, als Janosch auf Englisch bestellen will.

Janosch und Lukas stoßen mit dem ersten Bier an. Meine Eltern trinken Kaffee und Limonade.

Szene Botschaft, zweiter Versuch: Buenos Aires/Tag/Sonne

Pförtnerloge, Metalldetektor wie auf einem Flughafen.

Das Gerät piept und leuchtet bei allen, die hindurchgehen. Die Pförtner winken ab. Laptops sind nicht zugelassen.

Szene Botschaft, Besprechung: Buenos Aires/Tag/Sonne

Warteraum der Botschaft, Flipchart.

Sieben Personen fühlen sich in dem rundum verglasten Warteraum wie in einem Aquarium. Es gibt nicht genügend Sitzplätze. Der Warteraum befindet sich in einer Sicherheitsschleuse, die von einer Angestellten im zweiten Aquarium überwacht wird. Bei jedem Ein- und Austreten betätigt sie den Türsummer. Trotz Summers blockiert jede Schleusentür automatisch, solange die gegenüberliegende Tür nicht wieder eingeschnappt ist.

Die Repräsentanz der Bundesrepublik Deutschland erwies sich als ebenso penibel den Vorschriften folgend, wie man es sich in Witzen über die Deutschen erzählte. Meinem Vater war es fast peinlich. Fridas Temperament war leichter erhitzbar. Sie kochte angesichts einer solchen Behandlung im Warte-Aquarium. Fritz nahm sie mit in den beschatteten Innenhof.

Türsummer.

Die beiden saßen auf der aus Natursteinen gemauerten Einfassung der Blumenbeete und rauchten.

Später dachte mein Vater, dass sich solche Sicherheitsmaßnahmen immer weiter aufschaukelten. Auf den Flughäfen akzeptierte man Security-Checks, die bizarre Blüten trieben. Mein Vater würde auf dem Rückflug den Inhalt seines Nageletuis verlieren, das er ins Handgepäck gesteckt hatte, statt in den Koffer. Selbst Nagelfeile und Pinzette mussten in den Metalltopf des Beamten hinein. Von beiden Gegenständen sowie von ihrem Besitzer ging eine terroristische Bedrohung aus.

Meine Mutter würde beim nächsten Flug zurück in die Flughalle laufen, weil sie ihr Taschenmesser nicht hergeben wollte. Es war ein Erbteil ihres Großvaters, mit einer klappbaren Klinge von der Länge eines kleinen Fingers. Es ›gehörte‹ zu ihrer Handtasche. Sie deponierte es bis zum Rückflug bei der verständnisvollen Angestellten einer Autovermietung.

Die nächste Stufe der Eskalation bestand darin, dachte mein Vater, dass sich ein Attentäter die Waffe einoperieren ließ. Daraufhin würden auf allen Flügen Herzschrittmacher verboten. Oder ihre Träger müssten Unbedenklichkeitserklärungen der behandelnden Klinik beibringen. Die ungefähr fünfhundert Euro kosteten. Und jährlich zu erneuern waren.

Türsummer.

Der Beamte der Botschaft erschien.

Türsummer.

Ein schlanker Mann mit Zwei-Tage-Bart, mein Vater schätzte ihn auf Anfang vierzig. Er schüttelte jedem die Hand und sprach sein Beileid aus.

Der Beamte war überaus korrekt und inzwischen gut vorbereitet. Auch dies musste in der Chronik der Ereignisse festgehalten werden. Es fielen weder Gebühren noch Bestechungsgelder an.

Die Provinz G., wo der Unfall passiert war, liege weit oben im Norden. Er zeigte die Stelle auf einer Karte. Am besten fliege man dorthin. Alle nickten, niemand wollte 32 Stunden lang mit dem Bus fahren.

Vor Ort werde sich der deutsche Konsul um die Familien kümmern. Man solle ihm nur mitteilen, mit welchem Flug sie in G. einträfen.

Für die Rückführung überreichte er meinem Vater, der ihm am nächsten saß, eine Liste mit Bestattungsunternehmen.

Jetzt sind wir schon bei Bestattungsunternehmen, dachte mein Vater.

Er spielte das Spiel mit und nahm das Papier an. Aber er weigerte sich zu glauben, dass ein Bestatter überhaupt nötig sei. Die verwaltungstechnischen Vorgänge sollten eine Realität besiegeln, die er ablehnte.

Der Beamte erklärte, dass man in diesem Fall mit der französischen Botschaft zusammenarbeite. Mit dem Bus seien auch zwei Französinnen gereist, die den Unfall überlebt hätten. Wenn die Familien Kontakt aufnehmen wollten, könnten sie sich direkt an die französische Botschaft wenden. Er überreichte meinem Vater ein weiteres Papier.

Mein Vater spürte Neid in sich aufkommen.

Hätten nicht auch Mara und Till überleben können?

Ein Anwalt habe sich bei der Botschaft gemeldet, der die Opfer vertrete. Er habe gebeten, seine Kontaktdaten weiterzugeben. Über die Seriosität des Anwalts könne er nichts sagen, man kenne ihn nicht.

Schließlich sei noch die E-Mail einer jungen Frau aus G. eingetroffen. Sie sei im Studentenaustausch in Deutschland gewesen und empfinde Dankbarkeit für das Land. In der Zeitung habe sie von dem Unfall mit den beiden Deutschen gelesen und biete ihre Hilfe an. Ob mein Vater E-Mails empfangen könne? Dann werde er diese Mail weiterleiten.

Noch Fragen?

Wo war der nächste Geldautomat?

Ob man die Toilette benutzen dürfe?

Welches Bestattungsunternehmen auf der Liste war empfehlenswert?

Der Beamte wand sich. Er war verpflichtet, neutral zu bleiben. Schließlich verriet er, wo man Englisch sprach und mit welchem Unternehmen es beim letzten Mal Probleme gegeben habe.

Zuletzt wandte er sich an meinen Vater.

»Kann ich Sie kurz unter vier Augen sprechen?«

Mein Vater wunderte sich, es war alles besprochen worden.

Türsummer.

Sie gingen in das Gebäude hinein und blieben in einem Flur außer Sichtweite stehen.

»Sie sind der Vater des Jungen?«, fragte der Beamte.

Mein Vater nickte.

»Ich möchte Ihnen noch etwas Persönliches mitteilen«, sagte der Beamte.

Nach einer kurzen Pause fuhr er fort: »Man hat uns zu verstehen gegeben, dass der Junge in keinem guten Zustand ist.«

»Ich will ihn auf jeden Fall sehen«, sagte mein Vater.

»Ja, natürlich«, pflichtete der Beamte ihm bei. »Ich wollte Ihnen die Information nur weitergeben, auch wegen Ihrer Frau. Sie können sich das noch immer überlegen.«

Türsummer.

Türsummer.

# Offene Rechnungen

Lukas fuhr mit Janosch und Sarah in deren Hotel. Sie wollten in Buenos Aires bleiben, während die Eltern gleich weiter nach G. fliegen wollten.

Sie nahmen ein Taxi zum Aeroparque. Der Taxifahrer fuhr konsequent auf der Fahrbahnmarkierung. Er blinkte laufend links, überholte laufend rechts. Er bremste scharf, als ihn ein Wagen schnitt und quer über mehrere Fahrstreifen einer fast verpassten Ausfahrt zustrebte. Mein Vater drehte sich nach dem fremden Fahrer um, als wolle er lospoltern über den Nichtskönner. Der Taxifahrer aber legte meinem Vater die Hand aufs Knie und nickte ihm beschwichtigend zu.

Täglich ging ein Flug nach G., mittags um 13.30 Uhr.

Den hatten die Eltern verpasst. Nach kurzer Beratung buchten sie den Flug für den nächsten Tag.

Während die Väter die Flugtickets kauften, kümmerten sich die Mütter darum, per Telefon ein Hotel zu finden, denn das Hotel von Janosch und Sarah war ausgebucht. Mein Vater empfand es als wunderbar, dass es immer einen oder zwei von ihnen gab, die taten, was als Nächstes zu tun war. Und es gab die jeweils anderen, die daran nichts zu meckern fanden.

Man fuhr ins Hotel, lud das Gepäck in den Zimmern ab. Mein Vater testete, ob sich der Strudel des ablaufenden Wassers im Handwaschbecken linksherum drehte.

Auf der Nordhalbkugel des Planeten Erde drehte sich der Strudel rechtsherum. Das hatte er vor der Abreise verifiziert. Auf der Südhalbkugel sollte es aufgrund der Erdrotation andersherum sein. Zu seinem Bedauern bildete sich überhaupt kein Strudel.

Mein Vater hatte ursprünglich mich gebeten, dieses kleine Experiment durchzuführen. Es ging ihm, glaube ich, weniger um die Kuriosität aufgrund der Kugelgestalt der Erde, als vielmehr darum, sich bei seinem Sohn in Erinnerung zu rufen.

Er nahm es mir nicht übel, dass ich nie daran gedacht hatte. Er selbst schaffte es während seines ganzen Aufenthalts in Argentinien nicht, auf das Kreuz des Südens zu achten. Dabei wäre dieses Himmelszeichen für sein kindliches Gemüt genauso bedeutungsvoll gewesen wie die Überquerung des Äquators.

Gab es ›offene Rechnungen‹ zwischen ihm und mir?

Er erinnerte sich gut an eine Bitte, die er mir ausgeschlagen hatte, als ich elf oder zwölf Jahre alt war. Ich hatte gefragt, ob ich mit zum Schüleraustausch nach England fahren dürfe.

»Das lohnt sich noch nicht«, hatte er gesagt. »Du kannst erst drei Sätze Englisch sprechen. Fahr nächstes Jahr mit, okay?«

Die Entscheidung hatte er oft bedauert, denn in meiner gesamten Schullaufbahn habe ich keinen einzigen Schüleraustausch mehr mitgemacht. Mein Bruder Lukas war dagegen immer von den Lehrern gefragt worden, wenn kurzfristig jemand einspringen sollte. Er hatte in fünf (!) von neun Jahren an einem Austausch teilgenommen.

Zum Ausgleich sagte mein Vater mir zu, meine Reise nach dem Abitur finanziell zu unterstützen. Ich wollte mir das Geld für die Reise aber selbst verdienen. Von den Eltern abhängig zu sein, gefiel mir nicht.

Über einen Kumpel fand ich meinen Job in einer Produktionsfirma für Energieketten. Weder meine Freunde noch meine Eltern wussten, was Energieketten genau sind. Ich erklärte ihnen, dass die Kettenglieder eine Art biegsamen Kanal bildeten, durch den elektrische Kabel oder Schläuche geführt würden. So können bewegliche Maschinenteile bei industriellen Anlagen mit Strom oder Sonstigem versorgt werden. Anders als bei einer Fahrradkette können sich die Kettenglieder aber nur bis zu einem bestimmten Winkel gegeneinander drehen, damit die Kabel im Innern nicht durch dauerndes Hin- und Herbiegen brechen.

Ich war einigermaßen stolz auf die Tatsache, dass ich nach einer Woche Einarbeitung die Schaltpläne lesen konnte und die Ketten selbstständig bestücken durfte. Meine Freunde dagegen konnten das Gerede von Führungsrinnen und Steckverbindungen bald nicht mehr hören.

Ich muss zugeben, dass ich dann auf der Reise trotz des Zuschusses meiner Eltern nach etwa fünf Monaten pleite gewesen wäre. Das lag unter anderem daran, dass in Australien alles sehr teuer war. Nach den Monaten in Asien war das ein Schock für uns.

In der Zeit hatte mein Vater Stress gemacht, weil er mitbekommen hatte, wie schnell mein Guthaben zusammenschmolz. Wir waren auch erschrocken und rechneten noch einmal alles durch.

Nach meinen Erklärungen beruhigte sich mein Vater. Zuletzt überwies er einfach, wenn er merkte, dass wir auf null zugingen.

Okay, der Punkt war erledigt, aber natürlich hatte es auch in anderer Hinsicht Ärger gegeben.

Als ich mit 14 anfing zu rauchen, fand mein Vater das um Lichtjahre zu früh. Als er merkte, wie ich manchmal in weicher Stimmung und mit rot unterlaufenen Augen in die Küche kam, fand er das ebenfalls ungut. Er versuchte, meinem Bruder und mir den Reiz des Verbotenen zu nehmen, indem er sich die Kunst des Tütendrehens zeigen ließ. Er war dabei auch der Romancier, der immer neugierig war auf Lebensbereiche, die er eines Tages beschreiben könnte.

Wir schwärmten ihm vom Schwarzen Afghanen vor. Er fühlte sich dabei wie in einem Gespräch mit Weinkennern, die sich über die Vorzüge der Spitzenlagen austauschten. Männer lieben solche Fachsimpeleien, über Rennställe oder Segelboote, über Sportvereine oder Skipisten, je nach Herkunft und Neigung.

Mein Vater meint, dass die Erziehung von jungen Menschen, insbesondere männlichen Geschlechts, strukturell schizophren sei. Man gebe den Kindern Regeln vor und wünsche, dass sie sich gefälligst an diese Regeln hielten. Insgeheim aber sei man stolz, wenn die Kinder Regeln brächen und ihrer eigenen Bahn folgten. Völlig regelkonforme Höchstleistungen empfinde man als langweilig.

Meine Mutter war von wildem Stolz erfüllt, wenn ich meinen Vater anbrüllte. Sie genoss es, dass ihr Sohn genügend Selbstvertrauen hatte, gegen einen ›übermächtigen Vater‹ anzutreten. In solchen Situationen stand sie prinzipiell auf Seiten der Kinder, egal wie überzeugend – oder auch nicht – deren Position war. Das reizte meinen Vater umso mehr, es gab bilderbuchmäßige Kräche.

Mein Vater war auch erziehungsschizophren: Als er meine Freunde und mich auf dem Fenstersims sitzend in meinem damaligen Kinderzimmer fand, donnerte er uns an, sofort hereinzukommen und wehe, wenn er uns noch einmal im Fenster erwische ... Gleichzeitig grinste er innerlich, weil er selbst dieses Eckchen auf der Fensterbank hinter dem Erker auch gemütlich fand.

Diese Geschichte kursierte unter meinen Freunden als eine Art Legende in mehreren Fassungen. In der ersten Fassung saßen wir auf dem Fenstersims und rauchten, als mein Vater hereinkam. In der zweiten Fassung saßen wir nur da und es war gefährlich, weil wir hätten herunterfallen können. In der dritten Fassung saßen wir da und schossen mit unseren Druckluftpistolen auf die Straße.

Der eigentliche Grund für die Legendenbildung war, dass meine Freunde zu Hause bei sich ein Donnerwetter erwarteten, mein Vater die Sache aber für sich behielt.

Es gab einen weiteren solchen Punkt, in dem meine Eltern geteilter Meinung waren.

Ich hatte etliche Male die Schule geschwänzt, wobei ich nicht weiß, warum mein Vater in diesen alten Geschichten herumbohren muss.

Jeden meiner Freunde hat er später gefragt, ob er ihm erklären könne, warum ich nicht in die Schule gegangen sei. Meine Freunde hatten mich teilweise auch damit genervt. Eine Zeit lang waren sie jeden Morgen bei mir vorbeigekommen, damit ich aufstehe und mit in die Schule komme. Einmal hatten sie sechs Wecker bei mir in der Wohnung versteckt, die im Abstand von fünf Minuten zu klingeln anfingen. Jan meinte sogar einmal, mir eine Standpauke halten zu müssen. Gerade er.

Okay, ich hätte es nicht so weit kommen lassen müssen, dass meine Eltern im letzten Schuljahr in die Schule zitiert wurden.

Mein Vater war in dem Punkt naiv bis zur Bewusstlosigkeit. Er kam überhaupt nicht auf die Idee, dass ich mehr als normal schwänzte, weil er selbst nun mal der, ich weiß nicht, bravste aller Schulbesucher gewesen war. Mein Vater musste auch fast nie lernen. Es reichte ihm, wenn er in einem stinklangweiligen Unterricht saß und zuhörte. Dann hatte er die Sachen schon drauf.

In dem Punkt waren wir ähnlich, das meiste hatte ich auch schnell drauf.

Meine Freunde waren sauer, wenn sie die Vokabeln richtig büffeln mussten, während ich mir die Lektion einmal durchlas und sie konnte. Das war natürlich übertrieben, aber so haben sie es meinem Vater erzählt. Besonders sauer waren sie, wenn sie nach drei Wochen feststellten, dass ich die Vokabeln, die sie längst vergessen hatten, immer noch wusste.

Auch Mara und Lena stressten einmal wegen einer Bioarbeit. Die Geschichte hat Lena meinem Vater erzählt. Die beiden hatten zwei Tage lang intensiv gelernt, als ich anrief, ob ich kurz vorbeikommen könne. Ich war eine Stunde oder zwei bei ihnen, das weiß ich nicht mehr genau. Danach musste ich zu einem Freund, der auch noch nicht gelernt hatte. Jedenfalls hatte ich mir bei ihnen ein paar Sachen abgeschrieben und ein bisschen nachgefragt, wenn etwas unklar war.

Als wir die Arbeit zurückbekamen, hatte ich eine Eins minus und die beiden eine Drei plus. Das mag unfair sein, aber was konnte ich dafür?

»Erstens hatte Till seine Ruhe, wenn er im Park auf der Wiese lag und nachdachte«, sagte Jan, der Lehrersohn. »Zweitens sollte man langweiligen Unterricht verbieten. Da hat doch keiner Lust drauf, wenn der Chemielehrer erzählt, auf welchen Kongressen er welche Preise errungen hat.«

Meine Mutter bekundete im Nachhinein volles Verständnis für mich. Sie hatte die Schule selbst sterbenslangweilig gefunden. Andererseits machte sie sich im Nachhinein Vorwürfe, dass sie nicht wie meine Freunde darauf gekommen war, mich in der kritischen Phase morgens in die Schule zu fahren.

Vergiss es, Mama.

Auf dem Abi-Ball kam der Vater eines Kumpels auf mich zu, der ein hohes Tier bei der Telekom geworden war.

»Bist du derjenige, der so viel geschwänzt hat?«, fragte er.

»Öh, ja«, sagte ich.

»Aus dir wird mal was«, sagte er und klopfte mir auf die Schulter.

Damit wäre das Thema wohl ein für alle Mal erledigt.

Wir beenden die längste Abschweifung, die mein Vater sich erlaubt hat. Die ursprüngliche Frage war, falls sich irgendjemand noch erinnert, ob er und ich offene Rechnungen hatten.

Nein, meinte mein Vater, und das hätte er auch gleich sagen können.

Er war verdammt dankbar dafür, das sagen zu können.

# Das Bestattungsunternehmen I

Nach einer weiteren Taxifahrt durch die mehrspurigen Einbahnstraßen der Stadt betraten Maras und meine Eltern das Ladenlokal des Bestattungsunternehmens. Es ging drei Stufen hinab in einen dezent eingerichteten Raum, der in der Ecke des Gebäudes lag. Der junge Mann mit Englischkenntnissen war nicht da. Man telefonierte nach ihm, dann setzte sich der Chef persönlich hinter den Schreibtisch.

Mein Vater sprach in einem Gemisch aus Italienisch und Spanisch. Der Chef nickte und antwortete langsam und gestenreich auf Spanisch. Mein Vater sah auf seine gepflegten, zarten, fast weißen Hände, als er ihm Maras und meinen Namen buchstabierte.

Der Bestatter zuckte zusammen, als er unsere Geburtsdaten aufschrieb. Mit der Zeit flocht er den einen oder anderen englischen Ausdruck ein. Er sprach die Unwörter aus: »the bodies«, »the corpses«.

Mein Vater wollte diese Wörter nicht hören. Er sagte: »die Kinder.«

Etwas verschwitzt kam dann der junge Mann mit den Englischkenntnissen herein. Mit einem freundlichen runden Gesicht und mit sanfter Stimme bot er Kaffee an. Obwohl der Chef bereits alles geregelt hatte, ging der junge Mann alle Punkte noch einmal durch. Und obwohl mein Vater in Wiederholungsfällen rasch ungeduldig wurde, hörte er dieser behutsamen Ansprache andächtig zu.

Die Körper würden gewaschen und für den Transport einbalsamiert.

In speziellen Särgen würden sie mit dem Flugzeug nach Übersee geschickt.

»Wir würden sie gern im selben Flugzeug mitnehmen, mit dem wir zurückfliegen«, sagte mein Vater.

Kein Problem, war nach Rückfrage beim Chef die Antwort.

Wir rechneten die Tage durch: Morgen, am Dienstag, wären wir in G. Bis Donnerstag sollten wir zurück sein. Drei Tage müssten reichen.

Der Rückflug am Freitag könne knapp werden, nicht jedes Flugzeug sei für solch einen Transport geeignet. Aber man werde sehen.

In G. arbeite man mit einem Partner zusammen.

Der junge Mann überreichte uns dessen Visitenkarte. Der könne mit uns zu den Krankenhäusern fahren.

»Some more coffee?«, fragte der Dolmetscher.

Sein Chef kalkulierte unterdessen das Angebot. 7.500 pro Transport. Die Rechnung mit den genauen Zahlen werde er per E-Mail schicken.

Die Eltern versprachen, sogleich nach Erhalt der Rechnungen zu überweisen. Alle standen auf. Der Chef kam hinter dem Schreibtisch hervor, postierte sich vor den Stufen zum Ausgang, straffte die Schultern und verabschiedete Frida, Fritz, meine Mutter per Handschlag. Meinem Vater klopfte er zweimal kurz von der Seite auf die Schulter.

Das hatte bei aller Förmlichkeit eine tröstende Wirkung.

# Der Tango Argentino

Am Abend holten die Eltern die erwachsenen Kinder in deren Hotel-Apartment ab.

Fritz entdeckte die leeren Bierflaschen unter der Spüle.

Es sollte ein Viertel geben, in dem auf den Straßen Tango getanzt wurde. Aber die meisten waren für Essengehen im alten Hafen.

Sarah führte mit dem Reiseführer in der Hand hinunter in die U-Bahn. Man könne jede an ihrem Geruch erkennen, so stand es geschrieben.

Meine Eltern staunten über Kolonialstil neben Bauhaus und die ausladende Geste der modernen Hafenbrücke.

Mit der Überschrift hat mein Vater geschummelt. In diesem Kapitel tanzte er keineswegs Tango, sondern trottete der Gruppe hinterher, die anscheinend keine Müdigkeit kannte und bei jedem Restaurant entschied, dass ein besseres noch komme.

Normalerweise wären Mara und ich mit Sarah und Janosch auf Restaurant-Suche gewesen.

Nach der endlosen Fahrt hätte sich der Reisebus in diese Einbahnstraßen eingefädelt. Am Busbahnhof hätten Sarah und Janosch gewartet. Natürlich hätte ich ein argentinisches Steak bestellt wie mein Bruder. Wer diesen Geschmack einmal gekostet hat, so stand es geschrieben, wird ihn sein Leben lang nicht vergessen.

Es war ein sagenhafter Klotz Fleisch auf dem Teller. Mein Bruder hatte Mühe mit dem Teil, und wenn einer Mengen essen konnte, dann war er es.

Mein vegetarischer Vater hat längst vergessen, welch blasse Speise er an diesem Abend aß. Es war nicht das Land der Vegetarier.

In dieser Nacht träumten die Mütter.

Mag sein, dass mein Vater sich etwas ausdenkt.
Er nimmt sich die Freiheit der Dichter.
Wenn er magische Worte setzt,
wenn er eine Gestalt vor Augen ruft,
entsteht eine Realität,
sei es ein Ideal, eine platonische Form,
sei es eine Vision.

In dieser Nacht tanzten Mara und Till, der Joker, auf den Straßen von Buenos Aires. Nicht als Paar, sondern als eine Art Geschwister.

# Die fortgesetzte Reise

Gegen Mitternacht lag mein Vater auf dem Hotelbett, den Kopf aufgestützt, müde nach dem langen Flug, nach dem langen Tag voller Neuigkeiten, halb schlafend. Meine Mutter stand in der Balkontür des Zimmers. Als sie nicht kommen wollte, stand mein Vater auf, schlich hinter sie.

Er umarmte sie.

Sie lehnte sich an ihn.

Er roch ihre Haut.

Zusammen schauten sie auf eine Kreuzung, deren Fahrbahnen sich breit in die glänzende Nacht hinein dehnten. Elektrobusse rollten unter doppelten Stromabnehmern. Menschen und Menschen strömten im Schimmer der Straßenbeleuchtung. Wie ein grellgrüner gigantischer Strich streckte sich eine illuminierte Eisenbrücke quer durch den Himmel. Bonbonrot angestrahlt stieg ein Hochhaus aus violettem Dämmerlicht auf.

»Das wären Tills Eindrücke gewesen«, sagte meine Mutter.

Es müsste möglich sein, wünschten meine Mutter, mein Vater, dass sie mir ihre Augen, Zunge, Nase, Ohren überließen.

Den ganzen Tag über hatten sie das Gefühl, für mich zu sehen, für mich zu schmecken, für mich zu riechen, für mich zu hören.

»Für all das Schöne muss Till den Preis bezahlen«, sagte meine Mutter.

# Das ungeschriebene Buch

In dieser Nacht formte sich in meinem Vater der Gedanke, das Buch einer Reise mit unerwarteter Fortsetzung zu schreiben.

In dieser Nacht entstand auch das Gefühl, dass er dieses Buch nicht schreiben dürfe.

Warum nicht?

So etwas tat man einfach nicht.

Da fiel er weiß Gott, ohne es zu wollen, mitten in eine Geschichte hinein.

Da ging es um Leben und Tod, um alles, was ihn seit jeher interessierte.

Aber darüber zu schreiben, war pietätlos und eitel.

Tagelang schob er den Gedanken in die untersten Ebenen des Bewusstseins.

Mit ungeschriebenen Büchern kannte mein Vater sich aus. Wenn er eine Idee hatte und in seiner zögerlichen Art erst einmal aufschob, sah er garantiert ein halbes Jahr später ein Buch mit seiner Idee in einem Buchladen liegen. Damit war die Idee für ihn gestorben, selbst wenn sie in dem Buch nur so ähnlich ausgeführt war wie seine eigene unausgeführte.

Als junger Mann dachte er konsequenterweise, es komme nicht auf das Werk, sondern auf die Lebenshaltung eines Künstlers an.

Sogar das Lesen von Büchern schob mein Vater auf. Zu Beginn ihrer Beziehung hatte meine Mutter mitbekommen, dass er von der Lektüre Marcel Prousts träumte wie von einer Reise, für die das Geld fehlte.

Praktisch veranlagt, wie sie war, schenkte sie ihm zu Weihnachten die komplette *Suche nach der verlorenen Zeit* im Schuber.

Nur eben auf Deutsch, nicht auf Französisch. Mein Vater war sauer.

Trotzdem fing er nach einer Weile an, die *Recherche* auf Deutsch zu lesen. Mit großem Gewinn. Und er bittet meine Mutter um Verzeihung für dieses unglückliche Weihnachtsfest.

Auf diese Weise träumte er von Büchern.

Zum Beispiel faszinierte ihn eine mittelalterliche Schriftensammlung des Benediktinermönchs Theophilus Presbyter von St. Pantaleon. In der Schrift *Diversarum artium Schedula* wurde minutiös beschrieben, wie Glastafeln hergestellt und Rauchfässer gegossen wurden.

»Es gibt einen Stein, Schmirgel genannt«, las mein Vater und dachte: Wow, das war der Ursprung des gleichnamigen Papiers.

Sein Buch wäre eine Mischung aus Handlung und Handlungsanweisungen geworden: Wer alle Anweisungen genauestens durchführte, gelangte durch einen magischen Buchdeckel in die 108 Säle des Kristallpalasts. Unter den Lappen einer einfachen Küchenmagd lag in einem Nebenraum der Säle das Gold der Weisen verborgen.

Ich glaube, als mein Vater so träumte, wurden gerade Computerspiele erfunden.

Zum Beispiel dachte er an einen Science-Fiction-Roman, dessen Handlung Kapitel für Kapitel einem historischen Roman aus dem 19. Jahrhundert folgte. In dem historischen Roman wurde die Stadt im Frühjahr von ganzen Türmen aus Treibeis auf dem Rhein bedroht. Liebhaber würden beide Romane parallel lesen, um die Transformationen von Sprache, Kleidung, Sitten und Umwelt in jedem Detail nachvollziehen zu können.

Ich glaube aber, mein Vater interessierte sich nicht wirklich für Science-Fiction-Romane.

Zum Beispiel träumte er von einem Drehbuch über Fürst Pückler-Muskau. Der Fürst reiste durch das viktorianische England, um die Erbin eines sagenhaften Vermögens zu angeln. Vergeblich.

Die Briefe aber aus England an seine pro forma geschiedene Frau in Deutschland wurden ein Publikumserfolg. Den Geldsegen nutzte der Fürst für die Gestaltung eines Parks, der bis heute seinen Namen trägt, und für ausgedehnte Reisen in den Orient. Als Souvenir brachte er eine hübsche Sklavin mit, der er das Recht auf sexuelle Verweigerung zugestand. Folgerichtig verliebte er sich unsterblich, doch das Königskind starb auf dem Heimweg nördlich der Alpen.

Am reizvollsten fand mein Vater die Szene, wie der Fürst durch das winterlich verschneite Berlin fuhr. Auf einem Schlitten, der von sechs Hirschen an roten Bändern gezogen wurde. Er parkte vor den Toren des angesagtesten Kaffeehauses, blieb auf dem Kutschbock sitzen, zog sein Buch heraus und las.

Schließlich steckte er das Buch wieder weg, schnalzte mit der Zunge, und ab ging die Fahrt in den wirbelnden Schnee hinein.

Ich glaube, dieser Film würde viel Geld kosten, sehr viel Geld.

Mein Vater träumte von einer Fortsetzung der *Essais* Montaignes, von einer Wiederaufnahme der *Sudelbücher* Lichtenbergs und von einem Gedichtzyklus zum Thema ›Regeln und

Regelverstöße‹. Ein derart abstraktes Thema für Gedichte konnte sich nur mein Vater ausdenken.

Weißt du was? Schreib doch gleich einen Gedichtband über lineare Algebra!

»Papa! Du bist gerade mächtig abgelenkt.«

Noch ein ungeschriebenes Buch: *Über Ablenkungen.*

»Papa, hörst du mir zu?«

»Till? Ach, du bist's.«

Ich hatte selbst eine Zeit lang mit dem Gedanken gespielt zu schreiben.

Jan und ich hatten einen Roman geplant. Meinem Vater hatte ich sogar ein oder zwei Gedichte gezeigt, worüber er sich natürlich freute.

Meine Mutter hatte mir für die Reise ein schönes, großes Tagebuch gekauft mit lauter leeren Seiten. Und mein Vater war bei unserem Abschied am Flughafen extra zurück ins Parkhaus gerannt, weil ich das Tagebuch auf dem Autositz vergessen hatte.

Er meinte, dass Erinnerungen mit der Zeit ihren Detailreichtum verlören. Beim Lesen der eigenen Reisenotizen aber könnten im Innern ganze Szenen wieder auferstehen.

Schreiben in einem Tagebuch konnte auch helfen, die Gedanken auseinanderzufalten. Der Sinn einer solchen Reise nach dem Abitur bestand ja nicht nur darin, die fällige ›Belohnung‹ zu kassieren und abzufeiern. Die neuen Eindrücke, die so verschieden waren von dem, was man kannte, verhalfen dazu, das eigene Leben in den Blick zu bekommen. Man hatte die ganze Zeit wie ein Kind vor sich hingelebt, jetzt erlebte man die Unterschiede.

Auf dieser Basis, das Ganze des eigenen Lebens zu sehen, war dann eine echte Entscheidung möglich, welchen Weg man im Leben gehen wollte.

»Papa, der Beginn der Reise war Maras und meine Geschichte. Aber du weißt genau, dass weder Mara noch ich die Geschichte schreiben werden.«

»Vielleicht doch. Eines Tages.«

»Papa! Es gibt nur einen Menschen, der diese Geschichte schreiben kann. Übrigens heißt er Hans.«

»Wie kommst du ausgerechnet auf diesen Hans?«

»Weil er seit zwei Tagen zu einem Teil der Geschichte geworden ist. Papa, es ist auch deine Geschichte. Wenn es eine von deinen geträumten Geschichten gibt, die du schreiben *musst*, dann diese.«

»Meinst du nicht, dass ich mir das alles nur einbilde? Dränge ich mich nicht ein bisschen sehr in den Vordergrund?«

»Keine Popgruppe ohne Rampensau.«

»Herzlichen Dank für den Vergleich, Till!«

»Glaub mir, alle Künstler drängen sich auf die eine oder andere Weise in den Vordergrund. Sonst würde einfach nichts passieren. Dann gäbe es ihre Kunst einfach nicht.«

»Aber ich kann nicht deinen Tod in meiner Geschichte verwenden.«

»Aber genau das tun alle Dichter und Erzähler. Als ob du das nicht wüsstest. Sie ›verwenden‹ genau das, was sie am tiefsten bewegt, in ihren Liedern und Geschichten. Alles andere wäre mehr oder weniger gute Unterhaltung. Apropos gute Unterhaltung: Ich schlage dir eine kleine Wette vor.«

»Und die wäre?«

»Wenn du unser Reisebuch bis Silvester, 24 Uhr, *nicht* fertig hast, musst du drei Monate lang jeden Tag Salami essen.«

Den Geruch von Salami im Kühlschrank fand mein Vater widerlich. Ich musste meine Salami in eine fest verschließbare Dose packen, damit sie im Kühlschrank toleriert wurde.

»Was heißt ›fertig‹? Dass ich ›Ende‹ geschrieben habe oder dass ich alles durchkorrigiert habe?«

»Fertig heißt fertig. Das weißt du selbst am besten, ob das Buch fertig ist oder nicht.«

»Und wenn ich an Neujahr, 24 Uhr, fertig werde? Neujahr ist besser, glaube ich. Dann habe ich noch den Feiertag, um zu arbeiten.«

»Die Wette gilt bis Silvester 2012, 24 Uhr. Bist du ein Schriftsteller oder ein Lappen?«

»Okay, Till, ich akzeptiere.«

»Noch eins, Papa. Es gibt auch andere Väter, die ihre Kinder verloren und darüber geschrieben haben. Lass dich davon nicht abhalten!«

Es war aber immer noch nicht gut. Mein Vater fragte sich, ob er die Geschichte in eine fiktive Romanhandlung einbetten solle.

»Was, bitte schön, soll es bringen, wenn du zwei Romanpaare ›erfindest‹? Das eine wäre unverheiratet, das andere getrennt lebend. Der eine Vater wäre Astrophysiker, die Mutter Raumfahrtingenieurin. Die andere Mutter wäre Leiterin einer bedeutenden ›bibliotheca judaica‹, der andere Vater Professor für Neurobiologie an der Universität Heidelberg.«

Die Entwicklung einer Romanhandlung gehörte nicht wirklich zu den hervorragenden Qualitäten meines Vaters. Also nein!

Nur durch Genauigkeit in der Beschreibung sei das Wesentliche einer Szene erkennbar, meinte er. Nur so könne man erreichen, dass Leser eine Situation auf ihr eigenes Leben übertragen könnten.

Na eben! Es kam auf Genauigkeit an. Die Tugend der Mathematiker.

Andererseits sollte niemand glauben, *genau so* sei alles passiert. Jede beteiligte Person hatte eine andere Perspektive, manchmal so verschieden, dass sich Widersprüche auftaten. Das kannte jeder von den Fotos, die eine ruhige Ferienwohnung zeigten und die Baustelle nebendran ausblendeten.

Und es gab noch ein Problem: das Wie des Erzählens.

Mein Vater glaubte, dass alle möglichen Fabeln schon in irgendeiner Form erzählt worden waren, auch seine und meine. Wenn es einen Sinn machte, eine Geschichte neu zu erzählen, kam es auf das Wie des Erzählens an.

Mit Blick auf die Lösung dieses Problem zeigte mein Vater sich zuversichtlich. Er folgte dem Ideal des von ihm verehrten Schriftstellers Italo Calvino: Man solle so erzählen, »wie der Schnabel gewachsen war«.

»Gut, dann hätten wir alle Punkte geklärt, oder?«

Immer noch nicht ganz, meinem Vater kam an dieser Stelle ein alter Freund in die Quere.

»Du schreibst einen Roman?«, hatte der grinsend gefragt. »Komme ich darin vor?«

Mein Vater konnte nicht davon ausgehen, dass alle Personen ihr Vorkommen gutheißen würden. Er nahm sich vor, nur die notwendigsten Figuren hereinzubitten. Natürlich unter falschem Namen. Außerdem nahm er sich vor, die Figuren wie auf einer Party mit freundlichen Komplimenten zu begrüßen.

Des Weiteren nahm er sich vor, Geheimnisse zu wahren.

»Darum möchte ich auch dringend bitten!«

Schonungslos wollte er nur mit sich selbst umgehen.

»Jetzt mach dich nicht lächerlich, Papa! Dieses Kapitel besteht übrigens zu über neunzig Prozent aus Abschweifungen.«

»Die notwendig sind, um den Umgang mit all diesen intimen oder tabuisierten Fragen zu rechtfertigen.«

»Als ob du irgendetwas in der Geschichte rechtfertigen müsstest.«

»Weil Romanliteratur in der Postmoderne, so wie ich es verstehe, die Reflexion ihrer Rahmenbedingungen, die Reflexion ihrer Entstehung enthält.«

»Aha.«

Warum auch nicht?

# La onda negra

Dienstagmorgens riefen meine Eltern ihre Familien an und baten, ihnen Geld zu leihen. Mein Vater loggte sich mit seinem Laptop in der Hotellounge ein und rief die E-Mails der Botschaft und des Bestattungsunternehmers ab.

Es sollte der Tag des Wiedersehens werden.

Wenn mein Vater die Augen schloss, konnte er spüren, wie mein ganzer Körper an seinem Körper zitterte. Das war, als wir uns zum letzten Mal umarmten, beim Abschied am Frankfurter Flughafen.

Moritz war mit nach Frankfurt gekommen. Paul war mitgekommen. Lenny war da. Alle waren aufgeregt und ein bisschen neidisch auf die Reise, die vor uns lag. Eine Reise um die Welt. Über drei von fünf Kontinenten.

Von den Mädels waren Lena und Debb dabei. Vor der Abfertigungshalle hatten wir mit Maras Eltern etliche ›letzte‹ Zigaretten geraucht.

Als Mara und ich schließlich zum Gate gingen, war es ein bisschen so, als würden wir unsere Kindheit verlassen. Mara löste sich komplett in Tränen auf. Es klingt pathetisch, aber es war ja wirklich so, dass wir Schulzeit und Elternhaus hinter uns ließen. Meine Eltern waren von dem Tag an allein im Haus, beide Kinder waren ausgeflogen.

Auf dem Weg zurück zu den Autos zitierte Fritz ironisch grinsend einen Spruch:

»Partir, c'est toujours mourir un peu.«

(Abschied ist immer ein Stück Sterben.)

»Ach, hör auf!«, sagte Frida.

Meine Mutter wollte noch nicht zurück. Sie setzte sich mit meinem Vater in das Café, wo man die Starts und Landungen beobachten konnte. Die beiden blieben so lange sitzen, bis unser Flieger hinter der Panorama-Glaswand aufgestiegen war.

»Mama, ich komm ja wieder«, hatte ich ihr beim Abschied gesagt …

Fritz saß auf der Straße vor dem Hotel auf einem Caféstuhl. Mein Vater holte ebenfalls einen Stuhl und setzte sich zu ihm. Fritz stierte auf sein Weizenbier.

»La onda negra«, sagte er.

Frida kam und zeigte ihre Zunge, die über Nacht schwarz geworden war.

»Morgens ist die Depression am stärksten«, sagte Fritz.

Bis zum Abflug nach G. um 13.30 Uhr war noch einige Zeit zu überbrücken.

»Der Konsul wird uns am Flughafen abholen«, sagte Fritz.

»Hast du ein Erkennungszeichen mit ihm ausgemacht?«, fragte mein Vater.

»Am Flughafen von G. erkenne er Deutsche«, zitierte Fritz den Konsul.

Mein Vater überlegte scheinbar rational, woran er mich erkennen würde, falls mein Gesicht entstellt war.

Der Beamte in der Botschaft hatte nicht sagen können, warum »der Junge übel aussehe«. Waren es Verbrennungen?

Quetschungen? Fehlten ganze Körperteile? Das wollte mein Vater sich nicht ausmalen.

Ihm fielen meine Füße ein. Außer der frischen Narbe durch den Rollerunfall gab es ein untrügliches Zeichen. Meine kleinen Zehen standen hoch. Das war meinem Vater gleich bei meiner Geburt aufgefallen, als er mit fast automatisch gesteuerten Blicken seinen rothäutigen Sohn auf Unversehrtheit überprüfte.

Mein Vater stellte weiter fest, dass diese hochgestellten Zehen auf sein Erbteil zurückgingen. Seine kleinen Zehen waren, was ihm noch nie aufgefallen war, gegenüber den anderen Zehen eingedreht.

Zur ersten Hausuntersuchung bemühte sich ein weißhaariger Kinderarzt in mein Elternhaus, den mein Vater schätzte. Der Arzt riet ihm, meine Zehen mit einem kleinen Pflaster geradezuziehen. So wachse sich das aus.

Zum Abschied sagte der liebenswerte Doktor: »Nun sind Sie eine richtige Familie.«

Bis zu meinem zwölften Lebensjahr war es meinem Vater nicht gelungen, die Zehen zu bändigen. Die Pflaster wurden weggestrampelt oder von unverständigen Kinderfingern abgezogen oder schlicht vergessen.

Vor dem finalen Wachstumsschub in der Pubertät unternahm er einen letzten Anlauf. Er ließ sich in einem Sanitätshaus beraten und setzte moderne Tapes ein, keine labbrigen Pflaster mehr. Die Tapes wurden in einer Art Slalomtechnik um die Zehen gewunden. Theoretisch hatten die äußeren Zehen keine Chance und mussten sich in eine Linie mit den anderen Zehen einreihen. Praktisch gab ein Zeh nach, der andere nicht.

Mein Vater tröstete sich mit dem Gedanken, dass ich als ausgewachsener Mann die Angelegenheit durch einen chirurgischen Eingriff korrigieren lassen könnte, falls mich die Zehen störten.

Nur: Mich hatten die Zehen nie gestört.

# Die Blaulichteskorte

Mein Vater betrat als Erster die Flughafenhalle von G. Es war, wie der Konsul gesagt hatte. Mit einem Blick erkannten sie einander als die Deutschen. Sie nickten sich über eine gläserne Trennscheibe hinweg zu.

Im Norden Argentiniens herrschte eine indigene Bevölkerung vor. Inmitten der eher kleingewachsenen dunkelhäutigen Indígenas waren der hellhäutige Konsul und seine hellblauen Augen nicht zu übersehen. Neben ihm stand ein Begleiter mit leicht gezwirbelten Schnäuzer-Spitzen und einer auf Vollständigkeit gekämmten Haartracht.

Durch ein Handzeichen deutete mein Vater an, dass man auf das Gepäck wartete.

Als alles beisammen war, stellte sich jeder in der Runde vor: zum einen die beiden Elternpaare, zum andern Honorarkonsul Dr. K. und Herr W.

Man lief dann über einen teilweise grünen Parkplatz zu den Privatwagen der beiden. Der Konsul packte einen hellen Terrier und die haarige Hundedecke vom Beifahrersitz seines Wagens in Herrn W.s Wagen. Als er den Motor startete, erwähnte er kurz die Polizei.

»Wir fahren erst zum Hotel«, sagte er. »Um 17 Uhr haben wir einen Termin beim Staatsanwalt.«

Der Flug war um 15.30 Uhr gelandet, inzwischen war es 16 Uhr.

»Für uns sind die Kinder das Wichtigste«, sagte mein Vater. »Wir möchten zuerst in die Klinik fahren.«

Ein Streifenwagen mit Blaulicht fuhr vor. Der Konsul folgte. Dahinter Herr W. mit Hund. Zuletzt ein zweiter Streifenwagen mit Blaulicht.

Auf der Fahrt war mein Vater auf dem Beifahrersitz zuständig für den Small Talk. Er behalf sich mit dem bekannten Austausch beruflicher Visitenkarten. Der Konsul war von Beruf Forstwirt für tropische Wälder und seit dem Studium außerhalb Deutschlands tätig gewesen. In den letzten 15 Jahren hatte er in der Nähe von T. in der Provinz G. ein Hotel aufgebaut, das inzwischen verpachtet war.

Meine Mutter fragte nach Schlangen und anderen gefährlichen Tieren. Der Konsul war auf diese Frage vorbereitet. Sie war ihm bereits von vielen Hotelgästen gestellt worden.

»Das Gefährlichste hier ist der Straßenverkehr«, sagte er.

Er habe in seiner Zeit in Argentinien noch nie erlebt, dass jemand an einem Schlangenbiss gestorben sei. Verkehrstote aber gebe es dauernd. Er würde nachts nicht über diese Straße fahren.

Alle Eltern dachten an das Busunglück.

Die Straße war dreispurig ausgebaut und gut überschaubar. Was sollte daran gefährlich sein? Der Konsul machte meinen Vater auf die kaum sichtbaren Bodenwellen in der Fahrbahn aufmerksam. Das wirklich Gefährliche aber seien die Fahrer.

Alle Eltern dachten an die Busfahrer.

# Die Schuldspirale I

Wer war schuld an dem Busunglück?

Erste Kandidaten für das Tragen der Schuld waren die Busfahrer. Den Agenturmeldungen zufolge waren sie verletzt und verhaftet worden. Sie hatten mit anderen Worten eine Menge Schwierigkeiten. Deshalb glaubte mein Vater nicht, dass sie den Unfall mit Absicht herbeigeführt hatten. Schon gar nicht mit ›böser‹ Absicht.

Sie waren womöglich leichtsinnig gewesen oder hatten nicht aufgepasst, vielleicht nur einen Moment lang. Das war auch meinem Vater öfter passiert.

Normalerweise half in diesen Situationen etwas Glück.

Oder eben nicht.

Dieses winzige Etwas, das in einigen Situationen dafür sorgte, dass die Sache gut ausging, in anderen, dass die Katastrophe eintrat, war Gegenstand gewaltiger philosophischer Diskussionen. In unserem Kulturkreis, wie mein Vater sich auszudrücken beliebte, gab es zwei Lager:

Zufall, sagten die einen.

Schicksal, sagten die anderen.

Für die Schuldfrage war es unerheblich, ob es gut oder schlecht ausging. Eine kleine Unachtsamkeit sollte zwar besser nicht passieren, war aber selbst nach Meinung von Juristen nie vollständig zu vermeiden. Das nannte man Fahrlässigkeit.

Anders sah es mit grober Fahrlässigkeit aus: Waren die Busfahrer nicht ausgeschlafen? Waren sie krank und daher fahruntüchtig? Hatten sie die vorgeschriebenen Wartungsarbeiten und Kontrollen nicht durchgeführt? Die Übergänge waren fließend, aber man spürte, dass die Fragen unangenehmer wurden.

In all diesen Fällen hätte mein Vater ein verdammt schlechtes Gewissen gehabt und die Juristen würden zuschlagen.

Die Schuldspirale ließ sich weiterdrehen.

Angenommen, die Busfahrer waren übermüdet. Das lag unter Umständen daran, dass ein Vorgesetzter sie gezwungen hatte zu fahren. Vielleicht, weil andere Fahrer ausgefallen waren, vielleicht aber wollte der Vorgesetzte die Fahrer auch ein bisschen ›zwiebeln‹.

Oder falls die Wartungsarbeiten nicht so ausgeführt wurden, wie Gutachter es für angemessen hielten, lag das unter Umständen am Management des Busunternehmens. Man hatte vielleicht ab und zu, vielleicht systematisch an der Sicherheit gespart.

Die Schuldspirale ließ sich weiterdrehen.

Wenn die Fahrer dauernd ausfielen, könnte das an miserablen Arbeitsbedingungen liegen. Vielleicht, weil die Firmenleitung gierig war oder die Gesetzeslage die Firmen zu Gier verleitete.

Wenn das Management an den Wartungsarbeiten sparte, könnte das an mangelnden Kontrollen durch die Behörden liegen. Vielleicht weil die zuständigen Behörden schliefen oder weil das federführende Ministerium alles blockierte.

Die Schuldspirale ließ sich weiterdrehen.

Wenn die Gesetzeslage miserable Arbeitsbedingungen und maßlose Chefs zuließ, lag das womöglich an Regierung und

Parlament. Vielleicht erließen sie unbrauchbare Gesetze – oder sie erließen überhaupt keine Gesetze.

Wenn die Behörden inkompetent oder verschlafen waren, lag das möglicherweise an den Parteien. Vielleicht besetzten sie die Stellen mit treuen, aber doofen Leuten, vielleicht aber fand man keine geeigneten Fachleute.

Die Schuldspirale ließ sich weiterdrehen.

Wenn die Gesetze fehlten oder unbrauchbar waren, lag das womöglich am System. Vielleicht ließ es keine handlungsfähigen Regierungen zu. Vielleicht hatten einflussreiche Kreise kein Interesse an funktionierenden Regierungen.

Wenn die Stellen mit ungeeigneten Leuten besetzt waren, lag das womöglich an der Gesellschaft. Vielleicht war fachliche Eignung als Einstellungskriterium einfach nicht üblich. Vielleicht produzierte das Bildungssystem keine ausreichende Zahl an Fachkräften.

Die Schuldspirale ließ sich weiterdrehen.

Wenn es am System lag, war vielleicht nichts zu machen.

Wenn es an der Gesellschaft lag, konnte man womöglich noch weniger machen.

Das war eben Südamerika.

# Die Schuldspirale II

»Ich bin schuld«, sagte meine Mutter. »Ich hätte mich mehr um Till kümmern müssen, als er klein war.«

Das war der Beginn einer anderen Schuldspirale. Sie fing damit an, dass meine Mutter dachte, bestraft zu werden.

»Warum bestraft, Mama?«, wollte ich sie fragen.

»Das ist doch offensichtlich, Till. Mein Kind ist mir genommen worden, das Wertvollste in meinem Leben.«

»Aber wofür wirst du bestraft?«

»Weil ich nicht genug für dich da war.«

»Aber du hast doch Geld für uns verdient. Und den Geburtstagskuchen gebacken. Und Salami für mich gekauft, obwohl Papa sie widerlich fand.«

»Das war nicht genug, Till.«

»Dann würden aber auch Maras Eltern bestraft, Mama. Und die waren Bilderbuch-Eltern. Bessere wirst du nicht finden.«

»Wenn einer schuld ist, dann ich«, sagte mein Vater. »Ich habe Till vorgeschlagen, die Reise zu machen.«

Noch eine Schuldspirale. Mein Vater hätte mir mehr Geld überweisen müssen, damit wir nicht den Bus, sondern das Flugzeug nach Buenos Aires nehmen. Er hätte mich vor überlangen Busreisen warnen müssen. Er hätte mir einen Sturzhelm für Busreisen kaufen müssen.

Wenn es meinem Vater zu viel wurde, machte er blöde Witze.

Sturzhelme im Bus.

Sollte er selbst mal auf dem Fahrrad aufsetzen.

Es gab Dinge, die unbeeinflusst davon blieben, ob man etwas richtig oder falsch machte.

Dachte mein Vater.

Man konnte sich zum Beispiel wie ein Fitness-Guru ernähren und bekam trotzdem Krebs. Oder in der Schule alles falsch machen und trotzdem reich werden.

Manche Dinge lagen nicht in der Hand eines Menschen. Bestimmte Busunglücke zum Beispiel.

# Der Staatsanwalt

Die Blaulichteskorte hielt vor dem Hotel Oasis. Dort waren ohne Wissen der Eltern Zimmer für sie reserviert worden.

Er glaube, dass die Provinzregierung die Hotelkosten übernehme, sagte der Konsul. Während ein Hotelboy half, das Gepäck auf die Zimmer zu bringen, wartete vor dem Eingang die Eskorte.

Es ging gleich weiter.

»In die Klinik, wo die Kinder liegen«, sagte der Konsul.

El Hospital T. G.

Auf der Fahrt fing es an zu regnen.

›Regnen‹ war ein zu schwaches Wort: Es schüttete.

Das seien die letzten Ausläufer der Regenzeit, erklärte der Konsul.

Die Eskorte hielt vor einem gelb gestrichenen zweistöckigen Gebäude.

»Ist das die Klinik?«, fragte mein Vater.

»Wir brauchen noch die Erlaubnis des Staatsanwalts«, antwortete der Konsul.

Der Konsul wollte auf seiner Seite nicht aussteigen, weil sich ein Sturzbach entlang der Straßenrinne gebildet hatte. Er bat meinen Vater auszusteigen und kletterte über den Beifahrersitz in den Regen.

Eine Art Vorhof war in das Gebäude der Staatsanwaltschaft eingelassen. Mein Vater stand unter einem Rundbogen, während der Konsul über eine Steintreppe in das Gebäude-Innere gestiegen war. Meine Mutter, Frida und Fritz saßen hinter beschlagenen Scheiben versteckt.

Der Regen klatschte herunter.

Während des ganzen Aufenthalts in Argentinien hatte sich nie eine Wolke am Himmel gezeigt. Aber jetzt, auf der letzten Station des Weges, ein sintflutartiger Guss.

Der Konsul kam die Treppe herunter.

Sie sollten alle zum Staatsanwalt hineinkommen.

Das Büro lag im oberen Stockwerk, sachlich möbliert, die Wände weiß gestrichen. Der Staatsanwalt empfing alle im dunkelgrauen Anzug mit Krawatte und Nadel.

Wie er den Kopf auch neigte, die dichten, welligen schwarzen Haare blieben fest nach hinten gekämmt. Was er auch sagte, die Gesichtszüge blieben glatt, nur die Augenbrauen hoben sich manchmal.

Die Eltern saßen vor einer Maske.

Der Staatsanwalt nahm die Personalien auf.

Er stellte fest, dass die Pässe der Kinder nicht vorlagen.

Meine Eltern konnten eine Farbkopie meines Reisepasses präsentieren, die der Staatsanwalt im Nebenbüro in Empfang nahm.

Parallel zum Geschehen liefen bei meinem Vater durchgehend Erinnerungsbilder ab. Er sah, wie ich ihm vor der Reise diese Farbkopie in sein Büro gebracht hatte.

Alle warteten.

Der Regen hatte aufgehört.

»Worauf warten wir?«, fragte mein Vater den Konsul.

Der leitete die Frage weiter an den Staatsanwalt.

»Auf den Secretario.«

Der Konsul wollte meinen Vater allein sprechen. Mein Vater folgte ihm auf den Flur.

Konsul Dr. K. sah ihn eindringlich an. Es war die gleiche Aussage wie in der Botschaft.

Das Mädchen wie schlafend.

Der Junge sehe übel aus.

Mein Vater nickte.

Meine Mutter und mein Vater berieten sich. Er sollte mich als Erster sehen und meiner Mutter berichten, ob der Anblick für sie erträglich sei.

Sie gab meinem Vater ein Tuch, das ich ihr als Weihnachtsgeschenk geschickt hatte. Sie bat ihn, mir das Tuch um den Kopf zu legen.

Der Secretario sprang mit dem Staatsanwalt in den vorderen Streifenwagen. Es regnete wieder, aber weniger stark.

Nach kurzer Fahrt hielten die Wagen erneut an.

Mit klopfenden Herzen betraten die Eltern den Nebeneingang der Klinik.

# Der Aufschrei

Durch einen nicht mehr als einen Meter breiten Gang gingen außer Herrn W., der beim Hund blieb, alle in einer Reihe hintereinander in die Klinik.

Rechts öffnete sich kurz ein weiterer schmaler Gang. In einer Tür blitzte die weiße Haube einer Krankenschwester auf.

Es roch nach Krankenzimmern.

Der Gang mündete in einem Innenhof, den man von der Seite betrat. Der Rasen dampfte vom Regen. Durch den klosterartigen, geschlossenen Hof mit breiten, niedrigen Arkaden auf einer Seite führte ein überdachter Laubengang.

Der Secretario strebte auf eine Pförtnerloge am Ende des Laubengangs zu. Der Pförtner, der aussah wie eine weißhaarige vertrocknete Zimmerpflanze, sagte:

»No.«

Das war das Einzige, was mein Vater verstand.

»No.«

Und wieder:

»No.«

Er schien beeindruckt von den hohen Persönlichkeiten, schlüpfte seitlich aus einer Tür heraus und huschte durch den Laubengang in das Hauptgebäude.

Jemand übersetzte für die müden Eltern, dass nichts vorbereitet sei.

Dem Konsul war dieses Krankenhaus mit der abblätternden Farbe auf den Wänden peinlich. Er glaubte auf Perfektion bedachte deutsche Staatsbürger vor sich zu haben und entschuldigte die Umstände. Man könne die hiesigen Verhältnisse nicht mit der Gesundheitsversorgung in Deutschland vergleichen. Es sei zum Beispiel üblich, dass die Patienten von ihren Angehörigen mit Essen versorgt würden.

Mein rebellischer Vater dachte, dass ihm das Essen aus der eigenen Küche hundertmal besser schmecken würde als ein Krankenhausessen. Diesen Innenhof mit den alten steinernen Bänken unter den Arkaden, wo Fritz saß und rauchte, fand er beinah idyllisch.

Der weißhaarige Pförtner nahm seinen Platz wieder ein.

Jemand übersetzte für die müden Eltern, dass die Leichen gewaschen werden müssten.

Es erschien eine Krankenschwester in dunkelblauer Schwesternbluse. Sie trug ein Tablett und reichte jedem einen Mundschutz. Mit resoluten Gesten sorgte sie dafür, dass alle nach ihrem Vorbild die Binde vor Mund und Nase zogen.

Und verschwand wieder.

»Am anderen Ende der Welt treffen wir dich wieder«, sagte mein Vater, nicht laut natürlich.

Wie weit sein Sohn in die Welt hinausgezogen war!

Mein Vater dachte, dass er seine spießigen Ideale von einem mindestens achtzigjährigen Leben, das im häuslichen Kreise mit Kindern und Enkeln endete, nicht auf alle Menschen übertragen dürfe. War es etwa schön, wenn die Gelenke steifer wurden? Waren der Schwimmring um die Hüften, der Fußball unterm Hemd etwa schön?

»Natürlich wäre es schön«, sagte meine Mutter, nicht laut natürlich. »All das zu erleben, die Luft nach dem Regen zu atmen, das rötlicher werdende Licht zu sehen, das Dröhnen der Straße zu hören.«

Aber mein Vater ließ sich nicht aufhalten. War es etwa schön, ohne Lesebrille hilflos vor einem Fahrkartenautomaten zu stehen? War es etwa schön, am Ende wieder in nassen Windeln zu liegen?

Tills Leben, dachte er, hatte eine eigene Form. Die Freunde, die Auftritte mit der Band, die erotischen Abenteuer, es war alles früh passiert, es war alles intensiv erlebt worden. Es war auf einen mehrfachen Höhepunkt in Freiheit und Sorglosigkeit zugesteuert. Es war abgerundet, dieses Leben, vollständig.

Eine Ärztin in weißem Kittel erschien aus einem der Gänge heraus. Sie winkte den wartenden Eltern, ihr zu folgen.

In einer Ecke des Hofs bildeten zwei Gebäudeteile einen kurzen Gang, dann ging es nach rechts in den Kühlraum.

Steinfußboden, grau verputzte Wände. Rechts neben einem Fenster ein großes Steinwaschbecken und grüne Seife. Links in einer großen Nische der große Kühlschrank, hochbeinig, blanke Edelstahlfront. Vier fast quadratische Türen.

Zwei Helfer in Grün schoben ein Eisengestell vor den Kühlschrank. Sie öffneten auf ein Zeichen der Ärztin die linke obere Tür.

Vier Eltern standen beisammen. Die Helfer zogen eine Bahre heraus, darauf eine in blaue Plastikfolie gewickelte Gestalt. Die klein gewachsenen Helfer mussten sich strecken, die Gestalt fing an zu rutschen. Fritz sprang hinzu. Sie hielten die Bahre im Gleichgewicht, setzen sie auf dem Gestell ab.

»Das ist Mara«, sagte Fritz.

Er sah Frida an, dann meine Eltern.

Meine Eltern nickten ihm zu und gingen hinaus in den Hof.

Der Himmel war orangerot. Die Laternen an den Stützen des Laubengangs waren eingeschaltet.

Der Aufschrei.

# Das Recht auf den Aufschrei

Jede Kreatur,
die Schmerz erleidet,
hat ein Recht auf den Aufschrei.

Der Aufschrei
jeder Kreatur
steigt auf,
durchdringt
das sichtbare
und unsichtbare
Universum
bis in die letzten Enden.

# Das Lächeln

Frida hockte gegenüber dem Kühlraum auf dem Boden, den Kopf zwischen den Knien vergraben.

Mein Vater, meine Mutter gingen an ihr vorbei durch die Tür.

Fritz stand am Kopf seiner Tochter.

»Wollt ihr sie auch sehen?«

Mein Vater sah ihr Profil, er hielt einen Abstand ein.

Meine Mutter blieb an der Tür zurück.

Die Tochter lag wie tot, die Haltung schlafend, die Haare gelöst.

Fritz deckte sie zu mit der Folie.

Die Männer und Fritz schoben die Bahre zurück in das Kühlfach. Mit Geräusch schnappte der Türverschluss zu.

Die Tür des unteren Fachs wurde geöffnet.

Die Bahre wurde auf dasselbe Gestell gehoben.

Fritz trat einen Schritt zurück, blieb stehen. Er war jetzt der Arzt in Bereitschaft zu helfen.

Der Blick meines Vaters saugte sich an das Gesicht seines Sohnes.

Dunkelblau die Gesichtshaut.

Die Spur eines Lächelns in dem blauen Gesicht.

Er legte das Tuch um die Stirn, wie er dem Kind in der Nacht das Kopfkissen zurechtgelegt hätte.

Er liebte das Kind.

Er holte die Mutter.

Er drehte sich um. Er blieb stur, bis die Helfer am Rande, die Ärztin, bis alle den Raum verlassen hatten.

Meine Mutter war, nur für Momente, mit ihrem Kind allein.

# Die Unterschriften I

Der Himmel über dem Hof der Klinik war dunkel geworden.

Im hinteren Teil des Hofs lief meine Mutter allein durch die Nacht.

»Wir haben dich gefunden«, sagte mein Vater. »Jetzt bringen wir dich nach Hause.«

Das sagte er nicht laut.

Trotzdem meinte er, dass ich ihn hörte.

Frida stand in der Lichtbahn des Laubengangs. Sie sprach mit ihrer Tochter Feli in Deutschland, mit ihrem Sohn Janosch in Buenos Aires.

In der Nähe der Steinbank verhandelten der Secretario, der Konsul als Dolmetscher und Fritz. Von Weitem schon war der Konflikt spürbar.

Der Secretario glattrasiert in dunkelblauem Anzug und schwarzen Halbschuhen, Zitronen-Miene. Gegenüber Fritz mit offenem Hemd, Jeans, Sandalen, mit wilden Locken und stachligem Kinn. Dazwischen der Konsul mit verschränkten Armen.

Dem Secretario fehlte das Büro als Rahmen, Fritz hatte keine Lust auf Büros.

»Ich unterschreibe hier«, sagte er.

Der Secretario hockte sich auf die Steinbank und fertigte mit schneller Handschrift die Schriftsätze an.

Mein Vater stand vor den Papieren, die auf der Steinbank ausgebreitet waren.

Er unterschrieb, dass er seinen Sohn Till gesehen habe.
Es reichte in diesem Land die Unterschrift des Vaters.

Später erzählte er jedem, der es hören wollte, dass ich gelächelt habe.

# Die Konversation

Er werde an diesem Tag nicht zurückfahren, erklärte der Konsul, sondern bei Herrn W. übernachten. Dann stehe er am nächsten Tag für die Verhandlung mit dem Bestattungshaus zur Verfügung.

Die Eltern dankten ihm und stiegen in den Wagen.

Niemand wusste, wo die Blaulichteskorte diesmal hinfuhr.

Herr W. war der Einzige, der sich in G. auskannte, aber er saß mit dem Hund im zweiten Wagen. Der Konsul kannte in G. nur eine Hauptstraße, denn er wohnte etwa siebzig Kilometer entfernt in T.

»Ich werde jetzt nichts mehr sagen«, sagte der Konsul, der unermüdlich die Konversation aufrechterhalten hatte. »Das geht mir selbst so nahe.«

# Die geklaute Kamera

Die Wagen hielten vor einer Art Gaststätte. Es hätte ein Bistro oder Lokal sein können. Die Einrichtung war einfach, typisch für Backpacker.

Staatsanwalt und Secretario stiegen aus, die andern folgten. Der Gastraum rechts, links die Rezeption, nicht größer als eine Badewanne. Die langhaarige Rezeptionistin schien nicht weiter verwundert, sie nickte der Reihe nach jedem zu.

Offenbar war dies ein Gästehaus. Durch einen sehr schmalen Durchgang gelangte die Gruppe in einen Raum, der sich nach links erweiterte und rechts von einer Glaswand begrenzt war. Die bodentiefen Fenster gaben den Blick auf einen quadratischen Lüftungshof frei.

An der Stirnseite des Raums war ein breiter Flachbildschirm angebracht. Niemand nahm Notiz von dem hin und wieder gedämpft zu hörenden »Goool«. Links stand eine üppige Couch mit hoher knallroter Rückenlehne, die Polster an mehreren Stellen aufgeschlitzt. Im Hof räkelten sich vier Polizisten mit hartschaligen Rundkappen und gelben Signalwesten.

Auf dieser Bühne schien alles gleichzeitig zu passieren.

Der Staatsanwalt wieselte hierhin und dorthin, meistens gefolgt vom Konsul.

Eine junge Frau ging auf Fritz zu, fragte: »Papa?«

Fritz nickte, plötzlich Tränen in den Augen. Die junge Frau umarmte ihn.

Einer der Polizisten aus der Eskorte ging in den Lüftungshof. Alle vier Wachmänner standen gerade, salutierten. Der Eskorten-Polizist sagte etwas, während aus dem Fernseher wieder »Goool« erklang. Alle vier Wachmänner zückten den gleichen Schreibblock aus dem Gürtel, hielten den gleichen Stift in der Hand. Gezeichnet hätte es ausgesehen wie ein Lucky-Luke-Comic.

Eine zweite junge Frau in weißem Arztkittel umarmte die Eltern. Mein Vater stand etwas abseits. Trotzdem wurde er entdeckt und umarmt.

Jemand holte Kaffee aus dem Gastraum.

Die Eltern wollten nach einem kurzen Aufenthalt im Hotel gleich zurück in die Klinik zu ihren Kindern. So hatten sie es mit der Ärztin dort verabredet. Sie wollten ohne die Eskorte noch einmal bei ihren Kindern sein. Das Stück, das in diesem Hostel gespielt wurde, schien aber länger zu dauern. Mein Vater setzte sich resigniert und akzeptierte ein Glas Wasser.

Der Staatsanwalt, diesmal gefolgt von Fritz, ging rasch durch den Raum, bog hinter der Glaswand rechts ab. Mein Vater sprang auf und folgte den beiden.

Der Staatsanwalt und ein Polizist standen in einem bis auf ein Lüftungsloch fensterlosen Raum, in dem eine nackte Glühbirne brannte. Es roch moderig dumpf. Fritz suchte zwischen Rucksäcken und blauen Plastiksäcken herum. Mein Vater fand meinen Backpacker-Rucksack. Er fand meinen zweiten Rucksack. Er zerrte die Verschnürung auf, um sicher zu sein, dass es wirklich meine Rucksäcke waren. Er würgte die Tränen hinunter, als er meine Sachen erkannte.

Er suchte weiter mit Fritz. Sie schauten in Plastiksäcke mit feuchten Wollsachen und durchnässten T-Shirts hinein.

Mein Vater hielt das nicht lange durch. Er glaubte nicht, in den Plastiksäcken noch eine Kameratasche zu finden.

Er nahm meinen kleinen Rucksack auf die Schulter, zog den großen Rucksack auf den Gang.

Er sah den Laden vor sich, als er, meine Mutter, mein Bruder und ich den Rucksack gekauft hatten. Er wühlte mitten im Gang durch die Rucksacketagen. Er suchte nach dem Reisetagebuch und dem Laptop mit den Fotos.

Er schwitzte Tränen.

Meine Mutter war nachgekommen. Sie sah den hochroten Kopf meines Vaters. Sie bat ihn, den Rucksack nicht in dem Gang, sondern vorne im Raum auszupacken.

Er fauchte.

Er brauchte mindestens fünf Minuten, um ihrem Rat zu folgen.

An dem Platz, wo sein Glas Wasser noch stand, suchte er jetzt systematisch. Im kleinen Rucksack fand er das Tagebuch.

Darin zu lesen, wäre ihm vor einer Woche wie ein Verbrechen vorgekommen.

Jetzt fühlte er sich als Hüter des Buches, als legitimer Erbe.

Ein Vater beerbte den Sohn. Das war falsch herum, das war falsch, extrem falsch.

Er suchte weiter in dem großen Rucksack. Er staunte über die Ordnung im Gepäck seines angeblich unordentlichen Sohnes. Jedes T-Shirt roch wie frisch gewaschen, jedes Teil befand sich am wohlüberlegten Platz.

Die Rucksäcke waren nicht gefilzt worden, stellte er fest. Zwischen den tieferen Lagen der Wäsche versteckt fand er in schwarzer Hülle den Laptop, reckte ihn wie eine Trophäe hoch. Er übergab ihn an Fritz, denn es war Maras Laptop.

Der Konsul fragte, ob etwas fehle.

Meinen Eltern fiel nur die Kamera ein.

Mein Vater hatte von Anfang an damit gerechnet, dass sie auf der Reise geklaut werden würde. Eigentlich war er überrascht, dass sie bis zuletzt da gewesen war.

»Tja, du hast mich unterschätzt.«

»Ich bin stolz, wie aufmerksam du mit deinen Dingen umgegangen bist, Till.«

»Dass die Kamera geklaut wurde, konntest du natürlich nicht mehr verhindern«, fügte mein Vater hinzu, »als du tot warst.«

Nach einigem Nachdenken fiel meinen Eltern die Armbanduhr ein. Sie hatten mitbekommen, dass ich mir in Asien eine ›Markenuhr‹ geleistet hatte.

Dass auch die Pässe fehlten, hätten meine Eltern noch sagen können. Die *Anna Karenina*. Die Kreditkarten. Aber das alles fiel ihnen erst später ein.

Die *Anna Karenina* steckte wahrscheinlich in Maras kleinem Rucksack, der komplett fehlte.

Steven stand plötzlich neben meinem Vater. Offener Blick, helles T-Shirt, dunkle kurzgeschnittene Haare.

»I was in the bus«, sagte er.

Der Secretario brauche eine Unterschrift, sagte der Konsul. Mein Vater nahm den neuen Schriftsatz des Secretarios, ein handgeschriebenes Protokoll:

Zwei Rucksäcke vollständig übergeben.

Fehlend: eine Kamera, eine Armbanduhr.

»Das können Sie unterschreiben«, sagte der Konsul. »Ich habe es durchgelesen. Es ist okay.«

Es reichte in diesem Land die Unterschrift des Vaters.

# Der Unfall

Mein Vater brauchte einige Sekunden, um zu begreifen, was Steven ihm gesagt hatte. Er solle bitte nicht weglaufen, bat er ihn. Er musste erst das Protokoll durchlesen und unterschreiben. Jetzt war er dankbar, dass in dem Hostel alles so lange gedauert hatte. Hätte es nicht so lange gedauert, wäre Steven nicht aufgetaucht.

Er stellte sich als Vater des deutschen Jungen vor. Steven war der kanadische Passagier des Busses. Er tat sein Bestes, um die Fragen meines Vaters zu beantworten.

Es war ein Doppeldeckerbus.

»The internationals«, sagte Steven und meinte die Backpacker. Sie saßen alle auf der oberen Etage, ungefähr in der Mitte. Die meisten schliefen.

Steven konnte nicht schlafen und las.

Der Bus fuhr in eine Rechtskurve.

Mein Vater gab Steven Papier und Kuli. Er zeichnete die Kurve.

Links neben der Straße stand ein kleines Haus. Vor dem Haus stand ein Mast für die Stromleitungen.

Der Bus fuhr also in die Kurve.

Steven fuhr auf dem Tisch mit einem Feuerzeug als Bus durch die Kurve.

Es gab ein Geräusch, der Bus kippte nach links.

Steven kippte das Feuerzeug nach links.

Als der Bus kippte, sagte Steven, sei er nach rechts hin aufgesprungen.

Er stand auf. Er neigte den Oberkörper nach rechts und hob beide Arme in einer schrägen Bewegung nach oben.

Er sei gegen etwas gestoßen, aber er wisse nicht, gegen was.

Der Bus sei nach links auf die Seite gekippt, dann mit dem Dach gegen den Mast geprallt. Der Mast und das Haus hätten den Bus gestoppt.

Der Bus sei auf der Seite liegengeblieben, innen sei alles übereinandergestürzt.

Auf allen vieren sei er hinausgekrochen.

Sie hätten sofort angefangen, die anderen herauszuziehen.

Mara und Till habe er in dieser Phase nicht mehr gesehen.

Mara und Till, dachte mein Vater später, saßen wohl nah an der Stelle, wo der Mast gegen das Busdach prallte.

»Was ist dir passiert?«, fragte mein Vater.

Steven zeigte ihm einen zehn Zentimeter langen Kratzer auf seinem Unterarm.

# Die eigene Geschichte

Während sie zum Hotel fuhren, erzählte der Konsul von seinem besten Freund, der vor einigen Jahren erschossen worden sei.

Von argentinischen Polizisten abgeknallt.

Aus Anlass einer Verkehrskontrolle.

Auf einem Acker neben der Straße.

Die Polizisten wären nicht einmal verurteilt worden, wenn nicht am letzten Tag der Gerichtsverhandlung aus dem Publikum ein alter Bauer aufgestanden wäre. Er hatte an dem Tag auf dem Feld gearbeitet und alles gesehen. Die Lügen der Polizisten, die sich gegenseitig deckten, wurden entlarvt. Die Täter kamen in Haft.

Jede Geschichte erinnert an eigene Geschichten.

Das sei der Sinn des Erzählens, meinte mein Vater.

# Die gefalteten Hände

Zum zweiten Mal standen meine Mutter, mein Vater in dem Kühlraum.

Hinter dem Eingang lag links auf einer Bahre ein toter Körper, der beim ersten Mal nicht da gewesen war.

Die knochigen Finger der gefalteten Hände drückten sich durch das straff gebundene Leinentuch ab.

Einen lebenden Körper konnte man küssen, umarmen, ihm in die Seite stupsen. Die Person konnte ja auf alles reagieren.

Tote reagierten nicht. Deshalb schienen mit dem Augenblick des Todes alle anderen Lebenden darüber zu wachen, dass den toten Körpern kein Unrecht geschehe.

Der intime Umgang mit einer Person, der bis dahin einverständlich und selbstverständlich war, wurde im Augenblick des Todes öffentlich. Die Gesellschaft beanspruchte die Kontrolle, ob alles rechtmäßig zugehe.

Mein Vater verstand gut, warum manche Menschen viele Stunden mit einem geliebten Toten verbrachten, bevor sie den Tod bekanntgaben. Er kämpfte gegen die Scheu, mich zu berühren, gegen die Peinlichkeitsgefühle vor den anderen.

Er wollte mindestens meine Füße sehen und öffnete die Plastikfolie unten.

Er sah meine unverkennbaren Zehen.

Er sah meine nackten Beine.

Er dachte, wie kräftig die Beine geworden waren.

Er fand heraus, dass unter meinen Füßen zusammengeknüllt meine völlig verdreckte Hose in dem Plastiksack lag.

Er sah mich in seinem Zimmer, wie ich ihm den Gürtel mit Geheimfach gezeigt hatte. Auf der Unterseite hatte der Gürtel einen Reißverschluss.

Mein Vater zog den Gürtel heraus, öffnete den Reißverschluss und gab die zusammengefalteten Papiere meiner Mutter.

Dieses kleine Geheimnis war über den Tod hinaus bewahrt worden.

Niemand drängte meinen Vater.

In seinem in allen Einzelheiten reglementierten Heimatland wäre er vielleicht nicht so nah an mich herangekommen. Aber das konnte er nicht beurteilen.

Ihn verließ die Kraft, gegen die inneren Widerstände anzugehen.

Er deckte meine Beine zu.

Er stand eine Zeit lang einfach neben mir.

Im Hinausgehen sah er die abgemagerten Hände unter dem Leichentuch der neuen Bahre. Sie erinnerten ihn an die Hände seines Großvaters, des ersten Toten, den er in seinem Leben gesehen hatte.

# Das beschissen absurde Leben

»Es ist dieses beschissen absurde Leben«, sagte Frida.

Der Konsul und Herr W. hatten die vier Eltern ins Hotel und wieder in die Klinik gebracht und sich dort verabschiedet.

Inzwischen saßen die vier in einem beliebigen Bistro an einer beliebigen Straßenecke und wollten etwas essen.

Es war nach neun Uhr abends Ortszeit. Für den Biorhythmus war es nach vier Uhr nachts.

»Ein blöder Zufall«, ergänzte Fritz, »zur falschen Zeit am falschen Ort.«

»Den falschen Bus genommen, in der falschen Reihe gesessen«, sagte Frida.

Nicht an diesem Abend, dazu waren sie zu müde, bei einer anderen Gelegenheit ›behandelten‹ mein Vater und Frida den Existentialismus im Schnelldurchlauf.

Mein Vater hatte in der Schule den Mythos des Sisyphos kennengelernt. Sisyphos musste bekanntlich einen Felsen den Berg hinaufdrücken. Kaum war er auf dem Gipfel angekommen, stürzte der Fels in die Tiefe. Die Arbeit begann von vorn.

So war die Strafe der Götter für Sisyphos.

So war die absurde Situation der Menschen.

Mein Vater hatte später entdeckt, dass es einen Geheimausgang für Sisyphos gab: Sobald man die Strafe der Götter akzeptierte, war man frei.

Es kam ihm damals mutig vor, das zu denken. Allerdings rechnete er erst nach seinem Tod mit der Strafe. Und der Tod schien mit zwanzig Jahren weit weg.

Wieder später entdeckte mein Vater die Einsamkeit in der Freiheit. Wenn die Götter nicht zuständig waren, ja, wenn sie sogar tot waren, dann lebten die Menschen allein in einem kalten Universum.

Ganz allein mussten sie entscheiden, was zu tun oder zu lassen war.

Sie konnten sich nicht darauf berufen, Befehle ausgeführt zu haben, für die sie nicht verantwortlich seien. Sie waren verantwortlich.

Aber zurück in das Bistro, wo die Eltern verantwortlich waren für das, was sie zu sich nahmen. Es sollte ihnen schlecht bekommen. Sie sprachen darüber, warum der eine überlebt habe und die andern, zwei Sitzreihen dahinter, nicht. Es sei absurd. Das war an diesem Abend die Erklärung.

Wieder bei einer anderen Gelegenheit – für die Abschweifungen ist allein mein Vater verantwortlich – sagte meine Mutter: »Erklärungen sind abstrakt. Der Schmerz ist konkret.«

# No Couple, Just Friends

Mein Vater hatte nicht geglaubt, dass sie die Abend-Verabredung einhalten könnten. Aber es war 22 Uhr und die Eltern standen in dem Hostel, wo die überlebenden Backpacker einquartiert waren.

Schon kam Steven. Schon kam Florence, die bei der Übergabe der Rucksäcke ebenso unvermittelt wie Steven vor meinem Vater aufgetaucht war.

Sie war die Engländerin auf der Passagierliste.

Florence und Steven hatten beide gesagt, dass die Eltern unbedingt mit Clément sprechen müssten. Er war einer der drei Franzosen auf der Liste. Für den Abend hatte man sich unverbindlich verabredet.

Clément war noch nicht da, aber Steven ging schon mal Bier und Kaffee holen. Alle saßen um den großen Tisch mit dem knallroten Sofa. Die vier Wachleute aus dem Hof waren gegangen.

Florence war eine stille Person mit rötlichen Haaren und hellem Teint. Sie betonte, wie gut Mara und ich drauf gewesen seien. Mit unseren Späßen hätten wir die ganze Truppe unterhalten.

Als Erstes fiel Florence ein, dass ich Mara etwas auf die Backe habe malen wollen. Sie habe mich abgewehrt und ich sei immer wieder mit einem Stift auf sie losgegangen.

Es war erstaunlich, woran sich Florence alles erinnerte. Wir waren ja nur zufällig mit demselben Bus gefahren und kannten uns nicht näher. Jedenfalls machte sie die Augen zu, senkte den Kopf und dann fiel ihr noch etwas ein.

Mara nämlich hatte jede Menge Salz auf mein Brot gestreut.

Steven konzentrierte sich ebenfalls. Alle hätten sich hundemüde gefühlt, weil sie schon einige Stunden bis zur bolivianischen Grenze unterwegs gewesen seien, erzählte er. An der Grenze hätten sie den Bus verlassen müssen, die Kontrollen hätten ewig gedauert.

Eine Frau sei vorbeigekommen. Steven machte einen runden Rücken und eine zittrige Handbewegung. Bei dieser hutzligen, alten Frau hätten sie ein Eis gekauft.

Was ihn beeindruckt habe, sagte Steven, an meinen Vater gewandt, das sei, wie sehr ich auf Mara achtgegeben hätte. Ich sei immer präsent gewesen.

Später fand mein Vater heraus, dass ich manchmal sagte: »Denk an den Lenny, Mara!«

Das amüsierte meinen Vater: sein Sohn Till mit erhobenem Zeigefinger.

Clément kam herein. Er war über einsneunzig groß, ein flauschiger Wuschelkopf mit braunen Augen und Haaren.

Ja, er kenne Mara und Till, sagte er und zitierte: »We are no couple, just friends.«

Das überzeugte die Eltern. Wenn Clément das wusste, hatte er sich wirklich mit uns unterhalten.

»They did this really amazing trip«, fuhr Clément fort.

Er habe sich mit uns über Vietnam unterhalten, wo er auch schon gewesen sei.

Florence und Steven pflichteten Clément bei, als er sagte, wie mutig er uns gefunden habe. Mit 19 Jahren eine Weltreise. So weit seien sie in dem Alter noch nicht gewesen.

Das amüsierte Frida. Wie alt Clément und Florence und Steven denn seien, fragte sie.

25, war die Antwort. Das fand die ältere Generation keinen so großen Unterschied zu 19, die jüngere aber doch.

Clément verhielt sich in erster Linie verantwortungsbewusst. Selbst in der lockeren Runde überlegte er genau, was er den Eltern zumuten konnte.

Er konzentrierte sich auf positive Aussagen.

»They were having a good time.«

»They were happy.«

Im Augenblick des Todes, dachte mein Vater, legte sich eine Gloriole um die Toten. Die Leute vergaßen die kleinlichen Kleinigkeiten, mit denen sie sich zu Lebzeiten gern beschäftigten. Sie sahen einen Moment lang das Große, das sie nicht in der Hand hatten, das eigentlich Wirkliche.

Während Clément sprach, erlebte mein Vater etwas, das er Déjà-vu nannte. Er wusste trotz dieser Bezeichnung aber nicht genau, was er erlebte. Er hatte das Gefühl, er würde die Situation, die gerade ›neu‹ passierte, schon kennen.

Manchmal trat dieses Gefühl nur flüchtig auf, an diesem Abend aber mehrmals so intensiv und konkret, dass er glaubte, er könne Cléments Sätze fortsetzen.

Dieses Phänomen ließ sich in keiner Weise von ihm steuern. Es gab einfach Situationen, in denen es auftrat. Nach einigen Augenblicken war es wieder verschwunden. Er wusste, dass es andere Menschen gab, die Ähnliches erlebten. Aber niemand hatte es ihm erklären können.

Die Orte, wo ein Déjà-vu auftrat, hatte er nie vorher in seinem Leben gesehen. Es waren unvorhersehbare Ereignisse, die ihn in solche Situationen brachten. Es war völlig unmöglich, diese Ereignisse mit dem normalen Wachbewusstsein vorauszusehen.

In früheren Jahren hatte mein Vater geglaubt, dass er etwas vorausträumte. Aber diesmal hatte er nicht das Gefühl eines Traums. Es war nur das Gefühl des Schon-Kennens.

Er hatte sich im Laufe der Jahre daran gewöhnt, dass so etwas auftreten konnte. Es passierte nicht häufig und er vergaß auch wieder, in welchen Situationen es passiert war.

Es beunruhigte ihn nicht, sondern im Gegenteil: Er hatte das Gefühl, dass die Situation okay war, denn irgendwie kannte er sie ja schon.

# Helden

Auf die Fragen der Eltern erzählte Clément von den beiden Französinnen, mit denen er gereist sei. Sie hätten überlebt, seien aber verletzt und schwer traumatisiert.

Mein Vater entschuldigte sich, natürlich nicht laut, für den Neid, den er in der Botschaft empfunden hatte.

Clément war derjenige, der die beiden besuchte und versorgte.

Am späteren Abend lockerten Steven und Clément die Kontrolle über ihre Äußerungen.

Steven erzählte, dass vor der Abfahrt an dem Bus herumgeschraubt worden sei. Clément erwähnte, dass er derjenige gewesen sei, der Mara und mich im Namen der Deutschen Botschaft identifiziert habe.

Den Kühlraum kannte also auch er.

Die Eltern fragten ihn, wie er selbst mit seinen Erlebnissen umgehe.

Er habe sich an dem Tag in zwei Personen geteilt, antwortete Clément und fuhr mit der wie eine Klinge gestreckten Hand über seinen Kopf, den Hals, den Rumpf. Die eine davon habe einfach funktioniert.

Er könne noch andere Geschichten über diesen Tag erzählen.

»Welche?«, fragte mein Vater, der immer alles genau wissen wollte.

Nachdem er aus dem Bus gekrochen sei, antwortete Clément, habe er als Erstes sein T-Shirt ausgezogen, um einen Arm abzubinden.

Mein Vater und ich widmen ihm und allen Helfern das Helden-Kapitel.

# Das Bestattungsunternehmen II

Am Mittwochmorgen um halb neun holten der Konsul und Herr W. die Eltern im Hotel ab.

Sie fuhren in das Büro des Bestattungsunternehmers Farruco. Mein Vater hatte das Gefühl, dem Archetyp des Totengräbers zu begegnen. Farruco trug zwar keinen spitzen schwarzen Hut, aber pechschwarze Haare und Vollbart zu einer enormen Nase, deren Rücken geknickt war.

Er trug seine Berufskleidung, einen dunklen Anzug, wahrscheinlich tagaus, tagein, denn die kritischen Stellen glänzten blankgewetzt.

Mein Vater schätzte ihn auf Anfang vierzig. Seine Augen blitzten in einer Mischung aus Freundlichkeit und Geschäftstüchtigkeit, sie hatten bestimmt viel Menschliches gesehen.

Er begrüßte jeden ausführlich.

Nach und nach fanden alle in dem kleinen, aber hellen Büro Platz. Hätte mein Vater sich klargemacht, worin seine Erwartungen an diese Besprechung bestanden, wäre ungefähr Folgendes dabei herausgekommen: Mit welchem Flug transportieren wir die Särge nach Buenos Aires?

Ein Hindernis stand dem entgegen.

Farruco erklärte, immer übersetzt vom Konsul, er könne die Kinder nicht abholen, solange die Körper nicht von der Staatsanwaltschaft freigegeben worden seien.

Vom Staatsanwalt?

Aber das sei tags zuvor erledigt worden!

Nein, es sei keineswegs erledigt.

»Paciencia«, sagte Farruco und griff zum Telefonhörer.

Er und der Konsul sprachen mit Polizei und Staatsanwalt.

»Paciencia«, sagte Farruco.

Man besprach schon einmal die weiteren Details. Die Eltern erklärten mit des Konsuls Hilfe ungefähr das, was mein Vater an unausgesprochenen Erwartungen hatte: Heute, Mittwoch, die Kinder abholen. Morgen, Donnerstag, nach Buenos Aires fliegen, übermorgen, Freitag, nach Deutschland zurückkehren.

Das Telefon klingelte. Es war die Polizei. Oder die Staatsanwaltschaft.

Farruco sprach wortreich, legte auf und sagte: »Paciencia.«

Ein weiteres Hindernis zeigte sich: Für den Flug nach Buenos Aires mussten die Körper einbalsamiert werden.

Die Pflicht zur Einbalsamierung bestand nicht nur für internationale Flüge, sondern auch für innerargentinische.

Das sei ein aufwendiger Vorgang. Wenn man alle Kräfte einsetze, sei es vielleicht in einem Tag zu schaffen, also am Donnerstag. Vorausgesetzt natürlich, dass die Körper bis dahin freigegeben würden.

Und noch ein Hindernis: Für den Transport benötige man spezielle Särge, die er leider – man müsse verstehen, so etwas komme in G. äußerst selten vor – nicht vorrätig habe. In Buenos Aires gebe es natürlich solche Särge. Er brauche sie nur zu bestellen. Aber ob die Särge noch vor dem Wochenende eintreffen würden, das könne er nicht versprechen.

Mein Vater hatte inzwischen gelernt, die Wörter ›Sarg‹ oder ›Leichnam‹ zu akzeptieren.

Irgendwer, wahrscheinlich Farruco, hatte das Thema der Bestattungsformen aufgebracht. Erdbestattung oder Feuerbestattung.

Wieder klingelte das Telefon.

Farrucos Angestellter, ein Endvierziger mit runden Ohren und einigem Weiß in den vollen gescheitelten Haaren, servierte Kaffee.

Dann fotokopierte Farruco die Pässe der Eltern, schrieb die Namen und Geburtsdaten der Verstorbenen auf, ließ sich die Geschichte von den verschwundenen Reisedokumenten erzählen.

»Nein, wie ärgerlich!«

Er schüttelte verständnisvoll den Kopf.

Plötzlich kam ein Polizist durch die erste und die zweite Eingangstür. Es waren Glastüren, die einen etwa drei mal drei Meter großen Eingangsbereich umschlossen, der als Windfang diente.

Dem ersten Polizisten folgte ein zweiter mit Schreibzeug.

Der erste Polizist nahm die Kappe ab und zeigte ein missvergnügtes Gesicht.

»Nein, geht nicht«, war alles, was mein Vater verstand. Dazu hätte man auch kein Wort Spanisch verstehen müssen.

Der Polizist klaubte ein Handy aus der Tasche und verschwand durch einen Seiteneingang.

»Paciencia«, sagte Farruco.

Der erste Polizist kam zurück, das Gesicht noch immer unwillig.

Es entspann sich ein Gespräch zwischen dem Polizisten und Farruco, für das mein Vater Letzteren bewunderte.

»Wie heißt du?«, fragte Farruco, und der Polizist, der höchstens 23 war, nannte seinen Namen – sagen wir Paolo.

»Hör zu, Paolo«, sagte Farruco, »ich werde es dir erklären.«

Dann sagte er, dass dies die Eltern der beiden Kinder aus dem Unglücksbus seien.

Natürlich verstand mein Vater das nur in Bruchstücken. Die Papas und Mamas seien extra von Deutschland gekommen, um ihre Kinder zu holen. Der Staatsanwalt selbst habe sie ins Krankenhaus begleitet. Und so weiter, und so weiter bis zu den fehlenden Reisedokumenten.

Paolo verschwand erneut mit dem Handy.

Frida und Fritz gingen auf die Straße, um zu rauchen.

Herr W. kam herein und fragte, ob es Probleme gebe. Der Konsul erklärte ihm die Probleme.

Paolo kam zurück, entspannt, beinahe strahlend.

Farruco stand auf, schüttelte ihm die Hand und klopfte ihm auf die Schulter.

Paolo steckte das Handy weg, setzte seine Kappe auf und ging, diesmal durch den Haupteingang.

Jetzt setzte sich der zweite Polizist, der bis dahin schweigend im Raum gestanden hatte, mit dem Schreibzeug an Farrucos Schreibtisch. Er war höchstens 21.

Der Polizist nahm die Kappe ab und fing an zu schreiben.

Der Konsul erklärte, dass damit die Freigabe der Körper bewilligt werde.

Farruco diktierte die Personalien der Eltern. Deren Unterschriften konnten nicht schaden. Es reichte in diesem Land die Unterschrift des Vaters.

Farruco zwinkerte meinem Vater zu.

»Keine Sorge, es wird schon.«

Nachdem der zweite Polizist mit den durchgepausten Dokumenten gegangen war, fragte der Konsul meinen Vater, was in Deutschland mit den Kindern passieren solle.

Mein Vater antwortete, dass die beiden Familien bisher nur darüber gesprochen hätten, dass die Kinder gemeinsam beerdigt werden sollten, aber nicht in welcher Form. Für mich könne er sagen, dass wir eine Feuerbestattung wünschten.

Das waren manchmal zu Hause diese Familiengespräche gewesen. Reihum sagte jeder, wie er/sie am liebsten beerdigt werden würde, wenn es eines Tages einmal so weit sei.

Diese Art von Gesprächen, die wohlige Schauer auslösten, weil alles weit weg schien. Jeder meinte, dass erst die ältere Generation an der Reihe sei, in brutaler Deutlichkeit also die Großeltern.

»Wenn Sie die Kinder sowieso cremieren wollen«, sagte der Konsul, »warum lassen Sie das nicht hier machen?«

Er sagte »cremieren«, weil er das spanische Wort ›cremar‹ übersetzte. Das Wort steckte auch im deutschen Wort ›Krematorium‹.

Mein Vater hatte Mühe, auf das deutsche Wort zu kommen. ›Cremieren‹ klang schöner als ›einäschern‹.

# Die Unterschriften II

Die beiden Familien steckten die Köpfe zusammen. Mein Vater war für den Vorschlag des Konsuls. Die praktischen Hindernisse wären umgangen, die Einbalsamierung überflüssig, die Spezialsärge und -transporte erübrigten sich.

Man einigte sich rasch.

Farruco telefonierte mit dem Krematorium. Die Zeit für die Einäscherung wurde auf zehn Uhr früh am nächsten Morgen festgelegt.

Farrucos Drucker warf ein Blatt nach dem andern aus.

Mein Vater unterschrieb

die Einverständniserklärung, dass meine sterblichen Überreste verbrannt würden,

– zweifach oder dreifach –

den Auftrag an Farruco,

– zweifach oder einfach –

die Zahlungsanweisung an Farruco

– einfach.

Es reichte in diesem Land jeweils die Unterschrift des Vaters.

Meine Mutter überreichte Farruco das gebügelte Hemd und die coole Jeans, die sie aus Köln für mich mitgebracht hatte. Sie bat darum, mich nach der Waschung frisch anzuziehen.

# Das Telefongespräch

Mein Vater lieh sich das Handy meiner Mutter, weil sein antiquiertes Handy in Argentinien nicht funktionierte. Er ging in den Vorraum zwischen den Glastüren, lief wie im Käfig auf und ab, rief Janosch an, denn Lukas' Handy funktionierte auch nicht, verlangte nach meinem Bruder.

»Lukas, wenn du deinen Bruder noch einmal sehen willst, dann steig in den nächsten Flieger und komm.«

# Ein Wort zu Herrn W.

Es sah so aus, als sei der Fall damit geregelt.

Der Konsul verabschiedete sich, mit ihm Herr W.

Herr W. hatte tags zuvor meinem Vater einige Unterlagen überreicht:

Fotokopien der lokalen Zeitungsberichte zum Unfall,

eine vollständige Namensliste der Unfallopfer,

die Adressen der Krankenhäuser, in denen Unfallopfer untergebracht waren,

seine Kontaktdaten, falls sich Fragen ergäben.

Das fand mein Vater mehr als anständig. Herr W. war für die Liste der Opfer zu den einzelnen Krankenhäusern gefahren, um herauszufinden, wer wo lag. Als mein Vater ihn ernsthaft lobte, drehte Herr W. an seinen Schnurrbartspitzen.

»Das gehört sich so«, sagte er.

Herr W. war Angestellter des Bundestages gewesen, insofern mit ›offiziellen‹ Missionen einigermaßen vertraut. Die Rentnertage verbrachte er in Argentinien und »unterstützte den Konsul ein wenig«.

»Meistens sind es ja traurige Sachen«, sagte er. »Aber manchmal ist etwas Lustiges dabei. Vor ein paar Monaten war zum Beispiel eine bayrische Blaskapelle zu Besuch …«

# Warten

Die Eltern saßen zum Mittagessen im Speisesaal des Hotels Oasis auf der ersten Etage. Durch eine Glasfront ging der Blick auf die gegenüberliegende Straßenseite, wo ein stuckverzierter Sims auf zwei mächtigen Säulen ruhte. Dahinter eine Baracke. Links daneben das rohe Ziegelmauerwerk einer klassisch anmutenden Rotunde, rechts daneben ein vielstöckiges Mietshaus, davor ein Gewirr aus Stromleitungen.

Sie fragten sich, ob dies ein (kommerzielles) Hotel oder ein (staatlich geführtes) Kasino sei. Die quadratischen Tische, die Stühle mit orangefarbener Polsterung, der Parkettfußboden, die Deckenstrahler: Alles war gediegen, aber schlicht, für ein Hotel zu wenig pompös, fanden die Eltern.

Mein Vater erschrak, als mitten im Gespräch dicht neben ihm das grimmige Gesicht eines Sioux-Indianers aus der Deckung sprang. Natürlich war es kein Sioux, sondern der Kellner.

Er fragte höflich, was mein Vater zu trinken wünsche.

Die Nerven der Eltern waren angekratzt.

Sie warteten an diesem Nachmittag auf Lukas, Sarah und Janosch. Für den Direktflug von Buenos Aires nach G. war es zu spät gewesen. Sie nahmen deshalb den Flug nach T. und wollten von dort mit dem Bus nach G. kommen.

Mit dem Bus?

Unmöglich!

Die Mütter riefen an und flehten/befahlen: »Nehmt euch (bitte) ein Taxi!«

Den dreien war es recht, es zahlten schließlich die Eltern.

Am Nachmittag meditierte mein Vater. Meine Mutter wollte lieber spazieren gehen. Sagte sie. Der geheime Zweck des Spaziergangs war, Kerzen zu kaufen.

Am späten Nachmittag traf eine SMS meines Patenonkels ein. Er habe über meinen Onkel von dem Unglück erfahren und sei in Gedanken bei uns. Mein Vater antwortete ihm und ging in die Lounge, um weiter zu warten.

Der Rezeptionist gab ihm die Visitenkarte des Anwalts, der die Opfer vertrat. Der Anwalt sei am Vormittag persönlich da gewesen und bitte um einen Anruf.

Mein Vater dankte und setzte sich in einen der Sessel, während der Rezeptionist zum CD-Spieler ging und *I Did It My Way* auflegte, gesungen von Frank Sinatra.

Mein Vater erkannte das Lied nach zwei Takten. Er hatte die Noten zu Hause und spielte es manchmal auf dem Klavier. Er konnte jedes Wort mitsingen und vergrub den Kopf in den Armen. Er spürte eine Flut auf sich zukommen.

»And now, the end is near / And so I face the final curtain.«

Jedes Wort passte auf mein Leben. So empfand es mein Vater.

»Yes, there were times, I'm sure you knew / When I bit off more than I could chew. / But through it all, when there was doubt / I ate it up and spit it out.«

Es schüttelte ihn.

»To think I did all that / And may I say – not in a shy way / Oh no, oh no, not me / I did it my way.«

# Rührung

Mein Vater brauchte ein neues Kapitel, bevor er weiterschreiben konnte.

In dem Gemisch von Gefühlen, das man Trauer nannte, machte er immer neue Inhaltsstoffe aus. Neben Betäubung und Schmerz, neben Auflehnung und Liebeskummer fand er jetzt – die Rührung.

Gerührt zu sein war ein Gefühl, das in vergangenen Jahrhunderten, zu Lebzeiten Goethes etwa, hoch im Kurs stand. Wenn ein Kunstwerk nicht zu Tränen rührte, hielt man es für misslungen. Oder die Zuhörer/Zuschauer waren Grobklötze mit Herzen aus Stein.

Rührung konnte jederzeit und überall auftreten, dachte mein Vater. Es rührte der Schrank mit meinen Sachen, es rührten die Zettel in meinem Zimmer, es rührten die Fotos, die Videos auf meinem Computer, es rührte Musik, es rührten Gespräche voller Dankbarkeit, es rührten bloße Gedanken, Erinnerungsbilder, der Klang meiner Stimme im Innern, es rührte die Traurigkeit im Gesicht meiner Freunde, es rührte allein der Anblick von Jungen auf der Straße, es rührte – »Papa, lass es gut sein.«

# Ein Zeichen

Mein Vater saß noch in der Hotel-Lounge und wartete.

Nach dem Sinatra-Lied wechselte der Rezeptionist die CD. Während des Aufenthalts in Argentinien hörte mein Vater die Musik, die nun aufgelegt wurde, nur ein einziges Mal an diesem Spätnachmittag in der Lounge. Weder vorher noch nachher bekam er sie je wieder zu hören.

Es war Jazzpiano, und es hörte sich an, als würde mein Patenonkel für meinen Vater spielen. Der war nämlich Jazzpianist.

Während mein Patenonkel im Hotel spielte, ging seine zweite SMS auf dem Handy meiner Mutter ein. Sie setzte sich zu meinem Vater und der Patenonkel spielte auch für sie.

Und er spielte für sein Patenkind, na klar.

Es waren die Nerven meines Vaters, die eine Verbindung zwischen der Piano-Musik und dem Patenonkel herstellten.

Die gängige Erklärung war, dass angekratzte Nerven empfänglicher seien für symbolische Zusammenhänge als ›normal‹ abgestumpfte Nerven.

Der Psychoanalytiker Carl Gustav Jung hatte solche zusammenhängenden Ereignisse beschrieben.

Ein berühmtes Beispiel war die Uhr im Schloss des Alten Fritz, die exakt in der Todesminute stehenblieb. Jung nannte diese Ereignisse ›Synchronizitäten‹.

Die gängige Erklärung fand mein Vater unbefriedigend.

Es war einfach krass, dass so etwas passierte.

# Der Dornrosenschlaf

Mein Vater wartete noch immer.

Die Piano-Musik war zu Ende gegangen. Es erklang die für Lounges übliche Musik, die vergessen ist, bevor man sie gehört hat.

Mein Vater checkte mit schnellen Blicken jedes Taxi ab, das am Hotel vorbeifuhr. Das Taxi mit Sarah, Janosch und Lukas verpasste er.

Der Taxifahrer seinerseits verpasste das Hotel, denn er kannte sich in G. nicht aus. Ein Kollege aus der Stadt half ihm zuletzt auf die Sprünge.

Endlich kamen die drei unversehrt an.

Lukas war nervös, weil er gehört hatte, sein Bruder sehe übel aus.

Es wurde dunkel, als alle zu Fuß zum Bestattungshaus La Piedad aufbrachen.

Das Gebäude lag nur einige Häuserblocks vom Hotel entfernt. Nach Farrucos kleinem Büro hatte mein Vater nicht mit einem so großen Haus gerechnet. Die geschwungene Fassade war über die gesamte Breite und in voller Höhe mit grauem Marmor verkleidet. Durch eine breite Toreinfahrt ging es zum Eingang auf der rechten Seite. Man betrat ein Foyer, das zu einer Festhalle oder einem Museum gepasst hätte. Auf der rechten Seite befand sich eine Cafeteria. Hinter der Theke warteten zwei Angestellte Farrucos auf die beiden Familien als einzigen Gästen. Linker Hand erstreckten sich mehrere großzügig angeordnete Sitzgruppen als Wartebereich, im Hintergrund hohe Türen.

Fritz verhandelte mit den beiden an der Espressomaschine und einem weiteren Angestellten, der hinzukam. Im Laufe des Abends erfuhr mein Vater, dass es um eine Fahrt zur eigentlichen Unfallstelle ging. Am nächsten Morgen um sieben Uhr früh.

»Ich komme mit«, sagte mein Vater.

Man wartete.

Farruco erschien und wollte meinen Vater warnen. Wenn es nicht anders zu machen war, sprach Farruco auch Englisch.

Wie der Junge aussehe!

Auf die Schnelle könne er nicht viel machen.

»Es ist gut so«, antwortete mein Vater. »Wir haben ihn schon in diesem Zustand gesehen.«

Am linken Ende der Eingangshalle wurde eine etwa fünf Meter hohe, schwere Schiebetür schulterbreit geöffnet. Frida und Fritz gingen als Erste über einige Stufen hinauf in die Trauerhalle.

Als meine Eltern hinaufgingen, fragte Fritz, ob er mitkommen solle. Mein Vater schüttelte den Kopf. Er werde sich vor der Halle bereithalten, sagte Fritz.

Der Raum war weiß gestrichen und so hoch wie die Türen. Zwei Stelen standen im vorderen Bereich. Mein Vater kann sich nicht mehr erinnern, ob darauf Kerzen brannten. Zwei Bahren auf Rollen standen nebeneinander. Sie wirkten wie Krankenhausbetten mit weißen Laken.

Links schlief Mara auf dem Bauch.

Rechts schlief ich auf dem Rücken.

Meine Mutter und mein Vater nahmen ihre Halsketten ab, die sie sich gegenseitig geschenkt hatten. Sie legten mir die Halsketten um.

Mein Vater überzeugte sich davon, dass ich noch lächelte.

Ich lächelte.

Mein Bruder kam als Letzter.

Farrucos Leute, die wie Krankenpfleger gekleidet waren, kamen aus dem mit Milchglas abgetrennten Nebenzimmer hervor. Mein Vater kratzte all sein Spanisch zusammen, um ihnen in Farrucos Art zu erklären, dass sie die beiden Brüder bitte alleinlassen sollten.

Dann ging auch er und setzte sich neben Fritz vor die Tür.

Mein Bruder ging an die Tür und winkte meinen Vater zu sich.

Sie traten beide an mein Bett.

»Ich kann nicht weinen«, sagte mein Bruder.

Mein Vater nickte.

»Du brauchst nicht zu weinen«, sagte er.

»Ach, der kleine Till«, sagte mein Vater.

Schon weinte mein Bruder.

# Das Gespräch der Väter

Am Donnerstagmorgen um fünf vor sieben machten sich Fritz und mein Vater auf den Weg zu La Piedad. Punkt sieben standen sie vor der verschlossenen Toreinfahrt.

»Hast du geschlafen?«, fragte Fritz.

»Doch«, antwortete mein Vater. »Ich habe nur Kopfschmerzen, weil ich *wenig* geschlafen habe. Das wird besser über Tag.«

»Diese Nacht kamen wieder die Bilder hoch«, sagte Fritz. »Das Riesenloch in Tills Kopf.«

Mein Vater hatte immer nur auf mein Gesicht geschaut. Seit er vor zwei Tagen mein Gesicht gesehen hatte, sah er es immer wieder vor sich.

»Das Unbewusste kannst du nicht steuern«, sagte Fritz.

Es kam jemand, der einen Schlüssel hatte. Das akademische Viertel war noch nicht überschritten, registrierte mein Vater.

In der Toreinfahrt stand ein schwarzer Ford. Fritz schaute durch das Seitenfenster hinein.

»Find ich schön«, sagte er.

»Was?«, fragte mein Vater.

»Den Leichenwagen«, sagte Fritz. »Ich mag diese breiten, alten Fords.«

Mein Vater mochte die Leichtigkeit des Gesprächs. Es bewegte sich zwischen ernsthaften und belanglosen Themen. Und er hätte nicht einmal sagen können, welches Thema belanglos, welches wesentlich war.

Der Angestellte, der am Vortag in Farrucos Büro den Kaffee serviert hatte, kam mit einer Mappe unter dem Arm.

Mein Vater wusste seinen Namen nicht, also nennen wir ihn der Einfachheit halber Pedro. Seine schwarze Krawatte war lang gebunden und legte sich über das Embonpoint unterm weißen Hemd.

»Paciencia«, sagte Pedro und schickte die beiden Väter zum Frühstücken fort.

Um etwa halb acht saßen sie in der Gaststube des Hostels, wo sie die Rucksäcke bekommen und Florence, Steven und Clément getroffen hatten. Sie waren die einzigen Gäste.

Nachdem sie eine Weile gewartet hatten und keine Bedienung kam, stand mein Vater auf und ging zur Küche. Es war niemand da und er konnte in Ruhe die riesigen emaillierten Kaffeekannen bewundern, die Gerätschaften, die ihm nur noch wie ein Kaffeeduft in Erinnerung sind, die großen Gasherde.

Mein Vater setzte sich wieder und da kam eine Matrone.

Sie bestellten Tostados.

»In jeder Generation gibt es die, die jung sterben«, sagte mein Vater.

»Die Lieblinge der Götter sterben früh«, sagte Fritz. »Das ist mir gestern eingefallen.«

»Paciencia«, sagte Pedro wenig später wieder. Er schickte die beiden Väter ein zweites Mal zum Frühstück.

Diesmal probierten sie andere Straßen aus.

»Weißt du, was das für Bäume sind?«, fragte mein Vater.

»Das sind Orangenbäume.«

Mitten in der Stadt am Rand einer verkehrsreichen Straße wuchsen Orangen auf gewöhnlichen Straßenbäumen. Mein Vater staunte.

An einer Kreuzung fanden sie ein Café und setzten sich.

Mein Vater hatte seine kleine Fotokamera eingesteckt, weil er die Unfallstelle aufnehmen wollte. Er stellte die Kamera auf ›Video‹ und schwenkte von links nach rechts über die Kreuzung. Aus diesem Grund kann er wörtlich wiedergeben, was Fritz an diesem Morgen um etwa 8.30 Uhr sagte.

»... wenn das Fließende einen so einlullt. Und das Licht ändert sich. So kann man sich auch vor die Glotze setzen. Aber das ist eben was anderes.«

»Das stimmt«, pflichtete mein Vater ihm bei.

»Vor der Glotze hast du das Dreidimensionale brutalst auf zwei Dimensionen zusammengesteckt. Und es versucht ja ständig jemand, dich zu manipulieren. Mit Werbung. Die Art der Nachrichten, die besprochen werden. Von einer Stunde Fernsehgucken, also wenn ich nur so geglotzt habe zur Entspannung, komme ich mir vollkommen hohl vor.«

»Ja, das macht müde«, stimmte mein Vater zu.

»Aber hier nicht. Hier hat man das Gefühl der Teilhabe.«

Dieses Gespräch über ›Straßegucken‹ im Vergleich zum ›Fernsehgucken‹ wurde untermalt vom Konzert der Motoren, die entweder vor Rot im Leerlauf summten oder über das Pflaster rauschten. Die bei Grün startenden Motorräder brachten dröhnende Soloeinlagen.

Fritz und mein Vater unterhielten sich über die Menschen auf der Straße. Mein Vater neigte dazu, ›Indianer‹ zu sagen. Seit er in seinen Kindertagen mit Andacht Karl May gelesen hatte, drückte dieses Wort seine Sympathie für Nscho-tschi und Winnetou aus. Die ›politisch korrekte‹ Bezeichnung war vermutlich ›Indígenas‹, da waren die beiden jedoch nicht sicher. Der Konsul hatte erzählt, dass ›Boli‹ der auf jeden Fall inkorrekte Name war. In diesem Wort steckten ›la bola‹, die Kugel, und ›der Bolivianer‹.

Fritz brachte die soziale Komponente ins Spiel: Die Zugehörigkeit zu einer Bevölkerungsgruppe bestimme häufig den sozialen Status, begütert oder mittellos, elend oder luxuriös. Bei der Aufnahme im Krankenhaus würden soziale Kategorien und Bildungsstand mit abgefragt. Er müsse manchen Eltern seiner Kinderpatienten die Medikation mit farbigen Symbolen erklären: Morgens geben Sie Ihrem Kind bitte die Tabletten mit dem gelben Dreieck, mittags die mit dem roten Viereck und abends die mit dem blauen Kreis.

Das Gespräch kehrte zurück zu den eigenen Kindern. Fritz konstatierte als Arzt, dass Mara und ich sofort tot gewesen seien. Mein Vater glaubte sogar, dass der Unfall uns im Schlaf überrascht hatte.

Von da aus kamen sie auf das Thema ›Seele‹.

»Oh, oh, Papa, das gibt wieder eine längere Abschweifung ...«

# Die Seele I

Es gab aus naturwissenschaftlicher Sicht keine Seele.

Solche absoluten Aussagen brachten meinen Vater auf die Palme.

Wie konnte man behaupten, dass es etwas nicht gebe, bloß weil man es nie gesehen oder weil die experimentelle Physik es (noch) nicht nachgewiesen hatte? Amerika hatte ja wohl auch existiert, bevor Kolumbus es aus der begrenzten Sicht seiner europäischen Zeitgenossen entdeckt hatte.

Mein Vater hatte eine Lieblingsthese: Naturwissenschaft sei für viele seiner Zeitgenossen zur Religion geworden.

Naturwissenschaftler versuchten, das ›äußere‹ Universum vom Urknall bis zur kosmischen Dämmerung zu erklären. Sie versuchten, die ›inneren‹ Universen vom Selbsterhaltungstrieb bis zum neuronalen Korrelat einer Bach'schen Fuge zu erklären. Mit einem Wort: Sie versuchten, *alles* zu erklären.

Was ›die Wissenschaft‹ nicht erklären konnte, das glaubten die Leute nicht.

Das gab es einfach nicht.

Umgekehrt glaubten sie alles, was wissenschaftliche Studien ›belegten‹, selbst wenn es Blödsinn war.

Wissenschaftlicher Blödsinn?

Auf diese Frage hatte mein Vater nur gewartet: In den Fünfzigerjahren hätten Wissenschaftler jungen Müttern erklärt, Flaschenmilch sei besser für Säuglinge als Muttermilch.

In der Schule hatte man meinem Vater beigebracht, alle Körperzellen könnten regeneriert werden *außer* den Gehirnzellen.
In den achtziger Jahren erklärten Wissenschaftler, Cholesterin erhöhe den Blutdruck und damit das Herzinfarkt-Risiko. Das führte dazu, dass meine Oma, seine Mutter, auf ihre geliebte Butter verzichtete und fortan nur noch Margarine aß.

»Papa! Du darfst ja weiterhin Butter auf dein Brot schmieren.«

Die Wissenschaft arbeitet mit Modellen. Wenn du einen Physiklehrer fragen würdest, was elektrischer Strom sei, antwortete er vielleicht: das Fließen der Elektronen von einem Pol zum andern. Mal abgesehen von der Frage, ob du dann schlauer warst, handelte es sich dabei um ein Modell von Elektrizität, nicht um das empirische Phänomen Elektrizität. Das vergaßen sogar manche Wissenschaftler.

Modelle galten nur unter Vorbehalt, das heißt, sie galten, solange keine gegenteiligen Beobachtungen gemacht wurden. Und die Geschichte der korrigierten oder suspendierten Modelle war eben genauso lang wie die Geschichte der Wissenschaft selbst.

Hinzu kam, dass hinreichend komplexe Modelle immer *unvollständig* waren. Hinreichend komplex waren Modelle, wenn sie die handelsübliche Mathematik enthielten und das war bei physikalischen Modellen zum Beispiel so gut wie immer der Fall. Mit ›unvollständig‹ war gemeint, dass es wahre Aussagen gab, die man mit dem Modell weder beweisen noch widerlegen konnte.

Naturwissenschaftliche Modelle konnten also immer nur Teilbereiche erklären.

Es gab kein naturwissenschaftliches Modell für das ganze Universum.

Kein Modell konnte das Universum von A bis Z erklären. Das war die Konsequenz des ›Gödel'schen Unvollständigkeitssatzes‹.

Meinte mein Vater.

Herr Gödel hatte diesen Lehrsatz der mathematischen Logik in den dreißiger Jahren des zwanzigsten Jahrhunderts bewiesen. Mein Vater kannte und bewunderte ihn seit seinem Studium. Seine Diplomarbeit hatte im weiteren Sinn damit zu tun gehabt. Aber er wäre überfordert gewesen, die wissenschaftstheoretischen Konsequenzen dieses Lehrsatzes in allen Einzelheiten darzulegen.

Spaßig fand ich, dass er nach all den Jahren fern der Uni nicht einmal mehr in der Lage war, die Aussage des ›Gödel'schen Unvollständigkeitssatzes‹ mathematisch korrekt zu formulieren. Jedes Mal eierte er herum, wenn er ausdrücken sollte, was der Lehrsatz eigentlich besagte.

»Das bleibt besser ein ungeschriebenes Buch, Papa!«

Seufz.

Man konnte das Ganze ja auch positiv formulieren: Empirische Wissenschaftler würden immer wieder neue Dinge entdecken. Sie würden immer wieder neue Theorien aufstellen, die immer wieder neue Bereiche des Universums mehr oder weniger erfolgreich erklärten.

Nur eben nicht alles auf einmal.

Das war auch gut so, sonst würde das Universum wohl über die Jahrhunderte hinweg langsam langweilig werden ...

»Du meinst also, eines Tages würden seriöse Wissenschaftler ein Modell für die Seele entwickeln und ihre Thesen empirisch überprüfen?«

»Genau, Till, es gibt schon Ansätze für ein solches Modell. Und es wird empirisch überprüft.«

»Im Ernst?«

Das sogenannte ›Phänomenale Selbstmodell‹ hatte der Philosoph Thomas Metzinger aufgestellt. Mein Vater war sehr von ihm beeindruckt. Metzinger beschäftigte sich mit einer Theorie des Bewusstseins. Das Modell sollte erklären, wie im Bewusstsein ein Bild der ›Phänomene‹ entstand, das heißt, wie ein Bild von meinen Händen, Armen, Beinen entstand und von der Art und Weise, wie sich mein Körper im Raum bewegte. Zu dieser Theorie führte Metzinger Labor-Experimente durch, nach allen Regeln der empirischen Wissenschaften.

Metzinger verlangte für eine Theorie des Bewusstseins, dass sie eines Tages eine Erklärung für das Out-of-body-Erlebnis bieten müsse. Das Out-of-body-Erlebnis bestand darin, wie das Wort schon sagte, dass sich das Bewusstsein außerhalb des eigenen Körpers befand.

›Normalerweise‹ befand sich das Bewusstsein im Körper. Was nicht bedeutete, dass dies prinzipiell immer so sein musste (siehe oben). Thomas Metzinger zum Beispiel beschrieb, wie er als junger Mensch mehrere Male spontan seinen Körper zurückgelassen und ›sich‹ willentlich gesteuert zu anderen Orten begeben habe.

In den schon zitierten ›esoterischen Kreisen‹ hätte man dieses Erlebnis vermutlich ›normal‹ gefunden und eine ›Astralreise‹ genannt. Metzinger wollte aber nicht mit unseriösen Esoterikern in einen Topf geworfen werden.

Das Interessante bei empirischen Experimenten war bekanntlich, dass sie jeder mit geeigneten Mitteln nachvollziehen konnte. Mein Vater hatte im Selbstversuch das sogenannte Gummihand-Experiment durchgeführt, bei dem das körperliche

Selbstempfinden von der eigenen physischen Hand auf eine Gummihand übersprang.

Es funktionierte, und nur am Rande sei bemerkt, dass diese Experimente im Wachzustand und nicht im Traumzustand stattfanden.

Mit einem entsprechend aufwendigeren Experiment war es Metzinger gelungen, das Bewusstsein des gesamten Körpers auf einen künstlichen Repräsentanten, den sogenannten Avatar, überspringen zu lassen.

Das fand mein Vater sehr interessant. Es war also nachgewiesen, dass sich das Ich-Bewusstsein vom physischen Körper trennen und unabhängig vom physischen Körper bewegen konnte. Also musste es ja wohl einen ›Träger‹ für dieses Bewusstsein geben, der verschieden war vom physischen Körper.

Diesen Träger nannte mein Vater jetzt einfach mal die ›Seele‹.

Punkt.

Natürlich war meinem Vater bewusst, dass er nicht die Duden-Redaktion war. Es gab andere Leute, die nannten andere Dinge ›Seele‹, zum Beispiel das ›große Selbst‹. Das Problem war, dass es in der deutschen Sprache noch nicht genügend Wörter gab für die vielen Phänomene im inneren Universum.

# Fortsetzung des Gesprächs der Väter I

An diesem Donnerstagmorgen an der Straßenkreuzung in G. erzählte mein Vater Fritz vom ›Phänomenalen Selbstmodell‹ Metzingers.

Fritz griff das Thema sofort auf. Er nannte es das ›Körpermodell‹. Damit steuere man wie bei einem Roboter die Bewegung des Rumpfs und der Gliedmaßen im dreidimensionalen Raum.

Jeder erfahrene Autofahrer könne nachvollziehen, wie sich das eigene Körpermodell erweitere, wenn man sich ans Steuer eines Autos setze. Das Körpermodell ging auf den Wagen über. Ob man beim Einparken am vorderen Wagen vorbeikam oder nicht – das sah man nicht, das spürte man.

So wie man die Kraft des Motors unterm Hintern spürte.

Das war doch Teil des Spaßes beim Autofahren, dass selbst aus einem kränklichen Körpermodell das Modell eines starken, schnellen Tiers werden konnte.

Auch jedes häufig benutzte Werkzeug wurde zu einer Erweiterung des eigenen Körpermodells. Man brauchte nicht bewusst auf den Nagel zu zielen. Mit dem Hammer traf man einfach.

Besonders faszinierend fand mein Vater Baggerfahrer, die mit einer Riesenschaufel an einer Wand kratzten, als würden sie die Wand mit den Fingernägeln ritzen.

Inzwischen war es viertel nach neun. Die beiden waren zur Trauerhalle zurückgelaufen.

Mein Vater lieh sich Fritz' neues Handy und rief meine Mutter an.

Im Hotel war jemand von La Piedad erschienen und hatte gesagt, alle sollten sich bereithalten. Gleich gehe es los.

»Paciencia«, sagte mein Vater. »Es kann bei euch nicht losgehen, weil wir noch gar nicht weggefahren sind.«

Um halb zehn bat Pedro die Väter in einen Kleinbus. Er setzte sich vorne neben den Fahrer. Ein junger Mann setzte sich nach hinten zu den Vätern. Er war der Übersetzer.

Pedro hatte für die Fahrt ein schwarzes Anzugsjackett angezogen, alle anderen saßen im Hemd da. Er drehte sich zu den Vätern nach hinten, zeigte auf seine Dokumentenmappe und sagte: »Paciencia.«

»We need some more documents«, übersetzte der Übersetzer.

Man fuhr durch Seitenstraßen bis vor ein Gebäude mit heller klassizistischer Fassade. Pedro sprang hinaus, alle anderen sollten sitzen bleiben.

Um zehn Uhr fuhr der Bus mit den Vätern am Hotel Oasis vorbei. Meine Mutter saß auf den Stufen und wartete offensichtlich.

Mein Vater winkte, aber sie bemerkte ihn nicht. Er lieh sich noch einmal das neue Handy.

»Das dauert noch mindestens zwei Stunden.«

# Die Stelle

Die Fahrt ging über eine gut ausgebaute, zwei- und manchmal dreispurige Schnellstraße mit breiten Seitenstreifen. Der Straßenverlauf folgte einem Flusstal. Anfangs war das Flussbett breit und voller Kiesgeröll. Das Wasser in der Mitte war kaum zu sehen. Mein Vater sah einen ›wilden‹ Fluss. Das faszinierte ihn. Die Flussufer waren nicht befestigt, nirgendwo war eine Rinne für die Schifffahrt ausgebaggert worden.

Es gab dann einen kleinen Stau und sie fuhren langsam an einem Unfall vorbei.

Ein LKW lag auf die Seite gekippt am Straßenrand.

Die Väter schauten sich an und sagten nichts.

»Halt!«, riefen die Väter, als sie ein abgerissenes Busdach am Straßenrand sahen.

Pedro drehte sich auf dem Beifahrersitz um und erklärte, dass sie auf der Rückfahrt halten würden. Erst müssten sie einen Termin in N. wahrnehmen.

Der junge Übersetzer sagte, dass der Bus einen Tag vorher von einem Kran gehoben worden sei. Die Väter drehten die Köpfe. Das war die Stelle, wo es passiert war.

Kurz darauf erreichten sie das Ziel der Fahrt. N. bestand aus einer Handvoll flacher kubischer Häuser mit hell verputzten, fensterlosen Wänden. Lucky Luke hätte hinter der nächsten Hausecke hervorreiten können. Ein paar Kinder hörten auf, Fußball zu spielen, und beobachteten den Kleinbus, der auf ihrer Straße anhielt.

Pedro parkte vor dem Rathaus, das abgesehen von der breiten gläsernen Eingangstür nicht anders aussah als alle anderen Häuser.

Er stieg aus und mein Vater eilte ihm hinterher, weil er auf die Toilette musste. Er gelangte in einen etwa zwei Meter breiten fensterlosen Gang, der ihm so exotisch erschien, dass er die Toilette vergaß und heimlich ein Foto machte.

Der Gang war nur durch einen Spalt in einer zweiflügeligen Tür am Ende beleuchtet. An der linken Wand war ein Becken vom Boden aus hüfthoch aufgemauert, das auch eine Viehtränke hätte sein können. Entlang der Wand reihten sich ein Tisch und vier Stühle, ein Geschirrschrank, ein Herd, auf dem ein Topf stand und zwei Kartons übereinander. Mein Vater rätselte, was dieser Gang im Bürgermeisteramt von N. darstellte: Vielleicht war es der Pausenraum der Beamten.

An diesem Morgen verstanden die Väter erst nach und nach, warum La Piedad in dieses Dorf gefahren war: Der Straßenabschnitt, wo der Unfall passiert war, gehörte zum Verwaltungsbezirk von N. Deshalb brauchte man eine Beamtin aus dem Bezirk.

Die stieg kurz darauf in den Wagen. Es war eine untersetzte Indígena-Frau, die eine durchsichtige Plastiktüte in der Hand hielt. Sie sagte kein einziges Wort, nicht einmal ›Buenos días‹. Während der ganzen Fahrt blieb ihr Mund unbewegt.

Sie setzte sich auf einen Platz im Bus und schaute einfach vor sich hin.

Mein Vater hatte gesehen, was sie in der Plastiktüte bei sich trug: einen Stempel und ein Stempelkissen. Daraus schloss er vor dem Hintergrund seines unvollständigen Weltmodells, dass an diesem Vormittag das Siegel von N. eingesetzt werden sollte.

Auf der Rückfahrt setzte leichter Nieselregen ein.

Der junge Übersetzer zog sich einen dunkelroten Pullover über. An der Unfallstelle habe es vor zehn oder zwölf Jahren schon einmal einen Unfall gegeben, sagte er.

Links und rechts sah man auf die grünen Bergspitzen. Die Straße hatte Gefälle, aber nicht mehr als fünf Prozent, schätzte mein Vater. Sie machte einige Kehren, aber es gab keine Haarnadelkurven.

In der letzten Rechtskurve, bevor die Straße wieder am Fluss entlang verlief, tauchte das Dach des Unglücksbusses auf.

Wie versprochen hielt der Wagen an der Unfallstelle. Alle stiegen aus, nur die Beamtin aus N. blieb regungslos sitzen.

Fritz war schon die Böschung hinuntergeklettert, als mein Vater hinzukam. Alles war so, wie Steven es beschrieben hatte.

Da stand das kleine Haus. Es sah eher aus wie eine Gartenlaube und wirkte unbewohnt. Auf der linken Seite waren Büsche gegen die Wand und auf das schräge Dach gedrückt worden. Die rohe Holztür war verschlossen, die Fenster vergittert. Dicht vor dem Haus stand der Betonmast. Das Busdach lehnte auf seiner Längsseite etwas schräg dagegen. Die hässlichen braunen Fenstervorhänge mit Würmchen-Muster hingen im Rhythmus der Sitzreihen herunter. Flache, rote Kissen, aufgeweichte Pappkartons, Plastikkanister, eine Klobrille, Plastikflaschen, verstreute Bonbontüten, einzelne Schuhe, Popcorn, eine gestreifte Krawatte, herausgerissene Kabel, Pullover, Decken, alles durcheinander, durchnässt, verdreckt.

Fritz war von der Hoffnung getrieben, etwas von Maras Sachen zu finden. Ihr kleiner Rucksack mit den persönlichen Dingen blieb aber weiter verschwunden.

Fritz stieß hie und da etwas mit dem Fuß an und bückte sich. Es war nur noch Müll.

Mein Vater versuchte währenddessen, die Situation mit Fotos zu dokumentieren. Er ahnte, dass er die Fotos noch oft ansehen würde.

Die Wolken hingen tief vor den Bergen, als sie weiterfuhren. Es schien, als könne man hineingreifen. Das Wasser in dem hier oben engeren Flussbett schäumte auf flachen Wellen.

# Fortsetzung des Gesprächs der Väter II

Der Kleinbus hielt vor dem klassizistischen Gebäude in G. an, wo er vor der Fahrt schon einmal angehalten hatte. Diesmal stieg auch die Beamtin aus N. mit aus.

Als mein Vater die Schalterhalle betrat, begriff er, dass sie zum Einwohnermeldeamt gefahren waren. Es war noch Vormittag. Die Schalter waren geöffnet, die Stadtverwaltung arbeitete.

Das Einwohnermeldeamt war ein Ort, an den sich kein normaler Tourist verirren würde, dachte mein Vater. Er hatte das Gefühl, in diesen wenigen Tagen eine fast intime Bekanntschaft mit dem Land zu machen.

»Geburten«, »Hochzeiten«, »Todesfälle« stand so oder so ähnlich - mein Vater erinnert sich nicht mehr genau - und natürlich auf Spanisch über den Anmeldeschaltern. Die Schalter ähnelten Kassenhäuschen in einer Reihe. Es waren geschlossene Holzkabinen mit einer schmalen Ablage vor der Glasscheibe, die Beamte von Bürgern trennte. Kurze Holzgeländer vor den Schaltern deuteten an, wo man sich anstellen sollte.

Aber es gab keine Warteschlangen. Nur wenige Leute, überwiegend Frauen, standen mit ihren Unterlagen in der Halle. Der Raum roch nach Holz, mehr noch aber nach dem etwas feuchten Papier in Aktenschränken.

Pedro bat die Väter, einen Augenblick zu warten. Er ging durch die Schalterhalle linker Hand auf eine Madonnenfigur zu, berührte deren Füße und bekreuzigte sich. Danach verschwand er in einem Durchgang.

Mein Vater machte eine Bemerkung über die erstaunliche Höhe der Schalterhalle. Die schlanken, fast filigranen Eisensäulen, auf denen die hölzerne Dachkonstruktion ruhte, unterstrichen den Eindruck des Luftigen.

Fritz antwortete, das sei die typische Einschüchterungsarchitektur: Die staatliche Institution ist groß und du, Menschlein, bist klein.

Er interessierte sich für die Plakate, die am Ende der Schalterreihe aufgehängt waren. Das Gespräch drehte sich jetzt um das Denge-Fieber, vor dem das Gesundheitsministerium warnte. Übertragung durch die Tsetse-Fliege, Symptome, vorbeugende Maßnahmen.

Pedro kam wieder und lotste die beiden über Gänge, wo mein Vater sofort die Orientierung verlor, in einen kleinen, fensterlosen Büroraum.

Mein Vater hatte das Gefühl, im Bauch des Walfischs gelandet zu sein. Der Raum wurde durch eine Treppe eingeengt, die nur von außen zu betreten war, deren Schräge aber eine ganze Seite des Büros erdrückte. Die drei anderen Wände waren mit Aktenschränken zugestellt. Wie Dominosteine waren Tische aneinandergestellt, von der Mitte aus bis unter die Treppenschräge.

Es blieben nur schmale Durchgänge, um die Stühle zu erreichen, die von allen Seiten vor den Tischen standen und Arbeitsplätze markierten. Auf den Tischen Stapel von Aktenmappen, Telefone, Ablagen, Stifte und – mechanische Schreibmaschinen.

Die kannte mein Vater aus dem Büro seines Vaters. Ihm war bewusst, dass auch im fortschrittlichen Deutschland solche Geräte auf mancher Wachstube noch ihren Dienst taten, dass Polizisten für Protokolle oder Zeugenbefragungen mit zwei Fingern in die Tasten hackten. Gerade er, der Datenbanker, wusste, wie viel Arbeit es bedeutete, eine Verwaltung auf elektronische Datenverarbeitung umzustellen.

Trotzdem kam er sich vor wie von einer Zeitmaschine um Jahrzehnte zurückversetzt.

Dazu der Büroleiter: Meinem Vater blieb der Mund offen stehen. Dieser Mann Anfang dreißig grinste die ganze Zeit so, als wäre alles ein Spiel, in dem er zum Spaß die Rolle des Büroleiters übernommen hatte. Der Mann schien alles zu verstehen, was Fritz und mein Vater untereinander sagten. Aber da übertrieb mein Vater wohl etwas.

Fest steht jedoch, dass er auf Englisch gestellte Fragen sofort verstand und sofort auf Englisch beantwortete.

Das alles war meinem Vater sympathisch, aber es war nicht das, was ihn erstaunte.

Der Büroleiter sah, was Hautfarbe, Nase, Hände betraf, wie ein waschechter Indígena aus. Aber er hatte knallrote Locken, nicht gefärbt, sondern wirklich rot, Sommersprossen, blaue Augen und ein Grinsen von einem Ohr zum andern. Mit einem Wort: Er war eine Mischung aus Argentinien und Irland.

Eine Sekretärin hatte die Dokumente bereits vorbereitet. Mein Vater fühlte sich bevorzugt behandelt, weil er an den Warteschaltern vorbei direkt in dieses Büro geführt worden war. Solche Gefühle erwiesen sich manchmal als gefährlich, deshalb setzte er erst einmal die Lesebrille auf:

Resolución Nro. 336-DPRC/12
EXPTE. Nº 55-S/12

Mein Vater verstand nicht ganz, was er unterschreiben sollte. Er glaubte, dass er die Erlaubnis geben sollte, meinen Tod amtlich zu registrieren, und fragte, ob er das Dokument abfotografieren dürfe.

Der Büroleiter nickte sofort: »Selbstverständlich.«

Am liebsten hätte mein Vater auch den Büroleiter und die Schreibmaschinen mit den Madonnen-Köpfen als Aufkleber fotografiert, aber das ließ er zum Glück bleiben.

Ansonsten erschien ihm die Unterschrift ungefährlich und er unterschrieb. Fritz unterschrieb ebenfalls.

Es reichte in diesem Land die Unterschrift des Vaters.

Pedro lotste die Väter aus diesem Büro hinaus in ein größeres, helleres. Auch hier verschließbare Aktenschränke aus Metall, auf Lücke gestellte Holztische und Schreibmaschinen, die aber unbenutzt in den Ecken standen. Ein Historiker, stellte mein Vater sich vor, hätte seine Freude gehabt, denn hier wurde mit Tinte und Lineal in große, gebundene Bücher geschrieben. Anders als elektronische Datenträger würden diese Bücher noch in fünfhundert Jahren lesbar sein.

Vorausgesetzt natürlich, dass es in fünfhundert Jahren noch Menschen gab, die lesen konnten.

Die an Albernheit grenzende Ironie des letzten Kommentars entsprach etwa der Stimmung in dieser Phase des Gesprächs. Die beiden Väter wurden in der bürokratischen Maschinerie mürbe und kompensierten ihre Ungeduld durch witzelnde Kommentare über die Situation.

Die Aufteilung in dem zweiten Büro entsprach der in den Schalterhallen. An manchen Tischen wurden die Geburten aufgeschrieben, an anderen die Hochzeiten und gleich am ersten Tisch vorne links die Todesfälle.

Hier trafen die Väter erneut auf die Beamtin aus N. Sie war jetzt lebhafter und fragte ihre Kolleginnen nach einigen Gerätschaften, die sie benötigte. Federhalter und Rasierklingen zum Verbessern kleiner Fehler.

Mit einem Lächeln fing sie an, ihre Eintragungen in das große Buch zu malen.

Neben ihr saß die Abteilungsleiterin, eine gelockte Frau Anfang dreißig. Sie trug gestylte Fingernägel, reichlich Modeschmuck, eng anliegende Jeans. Daneben mit dem Rücken zum Publikum saß eine Frau mittleren Alters, die einen Aktenstoß auf dem Schoß hielt. Sie unterhielt sich mit der Abteilungsleiterin über deren hübschen Armreif. Die Abteilungsleiterin gab ihn der Kollegin. Diese streifte den Armreif über und streckte den Unterarm etwas ab, um ihn zu bewundern.

Pedro zeigte den beiden Vätern eine Wartebank im Flur. Es werde einen Augenblick dauern, aber dann sei wirklich alles erledigt.

»Paciencia.«

Dann war er verschwunden.

Mein Vater und Fritz bildeten sich ein, den Vorgang zu beschleunigen, indem sie sich vor dem Tisch für Todesfälle postierten. Mein Vater schaute sich um. Auf einem der Aktenschränke war mit Tesafilm eine Fotokopie befestigt. Sie schien meinem Vater so viel über Argentinien auszusagen, dass er sie ohne zu fragen fotografierte.

# Consejos / Ratschläge

von Padre Gregorio Mateu

CULTIVA tres cosas:
PFLEGE drei Dinge:
La bondad, la sabiduría y la amistad.
Die Güte, die Klugheit und die Freundschaft.

BUSCA tres cosas:
SUCHE drei Dinge:
La verdad, la filosofía y la comprensión.
Die Wahrheit, die Weisheit und die Einsicht.

AMA tres cosas:
LIEBE drei Dinge:
Las buenas maneras, el valor y el servicio.
Gute Manieren, Werte und Pflichten.

GOBIERNA tres cosas:
BEHERRSCHE drei Dinge:
El carácter, la lengua y la conducta.
Dein Wesen, deine Rede und dein Verhalten.

APRECIA tres cosas:
SCHÄTZE drei Dinge:
La cordialidad, la alegría y la decencia.
Die Herzlichkeit, die Freude und den Anstand.

DEFIENDE tres cosas:
VERTEIDIGE drei Dinge:
El honor, los amigos y a los débiles.
Die Ehre, die Freunde und die Schwachen.

ADMIRA tres cosas:
BEWUNDERE drei Dinge:
El talento, la dignidad y la gracia.
Die Begabung, die Würde und die Anmut.

EXCLUYE tres cosas:
VERBANNE drei Dinge:
La ignorancia, la ofensa y la envidia.
Die Unwissenheit, die Kränkung und den Neid.

COMBATE tres cosas:
BEKÄMPFE drei Dinge:
La mentira, el odio y la calumnia.
Die Lüge, den Hass und die Verleumdung.

CONSERVA tres cosas:
BEWAHRE drei Dinge:
La salud, el prestigio y el buen humor.
Die Gesundheit, den guten Ruf und den Humor.

# Fortsetzung des Gesprächs der Väter III

Das Gespräch der Väter flachte ab.

Sie schauten in die angrenzenden Zimmer. In einem stand ein Sessel im Stil Louis-seize. Diese Angabe ist ohne Gewähr, mein Vater war überhaupt nicht stilsicher. Sitzfläche und Rückenlehne des Sessels waren karminrot gepolstert. Die Väter grinsten über den Thron des Amtsleiters.

Im Flur, wo sie warteten, standen zwei Holzbänke nebeneinander, bei einer war ein Sitzbalken durchgebrochen.

Eine dritte – intakte – Bank stand auf der anderen Seite des Flurs. Kurzerhand trugen die Väter die schadhafte Bank auf die Seite und ersetzten sie durch die unbeschädigte.

Sie setzten sich. Es war um die Mittagszeit. Sie hatten Hunger. Fritz rief Frida an. Die Mütter saßen seit Stunden auf gepackten Koffern und warteten. Mein Bruder wartete. Janosch und Sarah warteten. Fritz und mein Vater warteten.

Sie machten Witze über die drei Nornen am Tisch mit den Todesfällen. Die eine spann den Lebensfaden, die zweite hielt ihn, die dritte schnitt ihn ab. Das Bild passte allerdings nicht ganz auf die drei Beamtinnen im Büro. Rechts schrieb die Beamtin aus N. in das Sterbebuch, wann und wo Mara und ich gestorben waren. Links sortierte oder durchsuchte die zweite auf ihrem Schoß die Akten. Was genau der Sinn ihrer Arbeit war, fand mein Vater nicht heraus. Vielleicht legte sie fest, in welcher Reihenfolge die Todesfälle in die großen Bücher geschrieben wurden.

In der Mitte die Dritte mit dem hübschen Armreif schrieb ebenfalls.

Ein Klingeln schrillte durch den Flur und das ganze Gebäude. Wie das Klingeln am Ende einer Schulstunde.

Keine Minute später rumpelte der Tross der fröhlich schwatzenden Beamten durch den Flur an der Bank mit den Vätern vorbei. Das Grinsen des rothaarigen Büroleiters schwebte zwei bis drei Kopf hoch über den anderen Köpfen. Es war eindeutig breiter als das Grinsen einer Cheshire Cat.

Das Summen in der Schalterhalle war verstummt. Feierabend. Mein Vater befürchtete, dass die Eintragung ins Sterbebuch noch nicht fertig war und bis zum nächsten Morgen liegen bleiben würde. Aber sowohl die Frau aus N. als auch die Abteilungsleiterin arbeiteten weiter. Nur die Aktensortiererin war verschwunden.

Auf der zweiten Bank im Flur saß eine junge Frau. Meinem Vater war sie schon früher aufgefallen, weil auch sie zum Tisch der Todesfälle gegangen war. Jetzt kam ein junger Mann mit einem Stoß Papieren und setzte sich mit ernstem Gesicht zu ihr.

Die junge Frau weinte.

Mein Vater hatte das Gefühl, dass die beiden ein Kind verloren hatten.

Wie er selbst.

Er sah Fritz an.

»Vielleicht haben sie ihr Kind im selben Bus verloren wie wir«, flüsterte Fritz.

Ihre Schnoddrigkeit war ihnen jetzt peinlich.

# Für die Unfallopfer

»Warum musste das passieren?«, fragte meine Mutter immer wieder.

»Warum musste dieses Kind sterben? Dieses Kind, das so gern gelebt hat. Das sich so auf die Reise gefreut hatte. Das nach Hause kommen und erzählen wollte. Warum dieses Kind? Das zum ersten Mal wirklich herausgekommen war und einfach nur etwas von der Welt sehen wollte.«

Drei Kinder waren in dem Bus gestorben, außer Mara und mir sieben weitere Erwachsene. Einige Passagiere wurden schwer verletzt. Die beiden Französinnen, die in der Reihe vor uns saßen, erlitten schwere Kopfverletzungen. Manche äußerlich unverletzten Passagiere erlitten einen Schock.

Andauernd passierten neue Busunglücke, Zugunglücke.

Fahrradunfälle, Autounfälle, LKW-Unfälle.

Mein Vater und ich widmen dieses Kapitel den Opfern von Verkehrsunfällen.

# Die Seele II

Mein Vater brauchte nicht lange zu recherchieren, um auf die sogenannten Nahtod-Erfahrungen zu stoßen. Prominente Leute wie der erwähnte Carl Gustav Jung oder der Zeichner Tomi Ungerer hatten über ihre eigenen Nahtod-Erlebnisse berichtet. Es gab von amerikanischen Ärzten geführte Webseiten mit Hunderten von Dokumentationen.

Ein gewisser Prozentsatz von Patienten sah zum Beispiel den eigenen Körper von oben auf dem Operationstisch liegen. Dabei waren sie gehirntechnisch komplett abgeschaltet, Vollnarkose. Trotzdem hörten sie ihren gestressten Arzt im OP herumschreien, wenn ihre eigenen Vitalfunktionen aussetzten.

Die Menschen erlebten Dinge, die aus rein medizinischer Sicht unmöglich waren. Eine Frau ertrank in einem Fluss und spazierte gleichzeitig durch eine paradiesische Landschaft. Ein junger Mann hatte sich mit seinem Sportwagen um einen Baum gewickelt und führte gleichzeitig Gespräche über seinen allzu lockeren Lebenswandel.

Mein Vater vermutete, dass die Nahtod-Erlebnisse nichts anderes waren als eine Form der Out-of-body-Erlebnisse, die der Philosoph Metzinger untersuchte. Es zeigte sich auch hier, dass es neben dem physischen (mindestens) einen zweiten Körper gab, der überprüfbare Wahrnehmungen hatte und in diesen Momenten Träger des Ich-Bewusstseins war. ›Normalerweise‹ steckte dieser Körper eben ›in‹ dem physischen Körper, sodass man nicht merkte, dass es ihn gab. Manchmal aber löste sich dieser Körper vom physischen Körper, zum Beispiel, wenn man gerade starb.

Durch die Vielzahl ähnlicher Berichte kam mein Vater zu dem Ergebnis, dass es eher unwissenschaftlich wäre, würde man diese Zeugnisse ignorieren.

Man konnte einwenden, dass sich solche Erlebnisse nicht durch wiederholbare Versuche im Labor herbeiführen ließen. Ein Nahtod-Erlebnis systematisch herbeizuführen, konnte für die Versuchsperson ganz schön in die Hose gehen.

»Ha. Ha.«

Aber man könnte die täglich auf Europas Straßen schwerstens Verletzten nach ihrer Genesung befragen. Wenn man wollte.

Ich konnte meinem noch lebenden Vater nicht wirklich vermitteln, was meine Seele in der Situation erlebte.

Er vermutete, dass die Erfahrungen auch von Mensch zu Mensch verschieden waren, wie meistens im Leben. Wahrscheinlich hatte ich im Bus geschlafen, als es passierte, und vielleicht schlief meine Seele immer noch.

Vielleicht aber war meine Seele nach dem Unfall aufgewacht. Wenn das der Fall war, und mein Vater hielt mich eher nicht für den schläfrigen Typen, dann hatte die Seele wohl wie in den meisten Berichten über der Szene geschwebt.

Dann hatte sie einige Momente gebraucht, um sich zu orientieren, wie wenn man aus sehr tiefem Schlaf an einem fremden Ort aufwachte. Mein physischer Körper sah zu diesem Zeitpunkt auch nicht mehr wie gewohnt aus. Er war mit Sicherheit blutüberströmt, um das Mindeste zu sagen.

›Blutüberströmt‹ war ein Romanwort.

Romanwörter waren Wörter, die nur in Romanen vorkamen, wie ›aschblond‹ oder ›mit gepresster Stimme‹. Normalerweise hätte mein Vater dieses Wort aus seinem Text gestrichen. Hier wich er darauf aus, weil er weder die Kraft noch den Wunsch hatte, die Szene genauer zu beschreiben.

Blutüberströmt.

Alles war blutüberströmt, das T-Shirt, die türkisfarbenen Sitzpolster, Kopf, Arme, Hände, Jeans.

Meistens brauchte die Seele eine Weile, um den eigenen Körper zu erkennen.

Einmal war das sogar meinem Vater passiert. Er ging in einem Supermarkt mehrmals hin und her und starrte auf einen Bildschirm mit den Aufnahmen einer Überwachungskamera. Er fragte sich, wer dieser glatzköpfige Typ war, der im Bildschirm auf dem Supermarktgang vor ihm herlief. Seine zu dem Zeitpunkt stark gewachsene Glatze hatte er noch nie bewusst von hinten gesehen.

Mein Vater ging davon aus, dass meine Seele mindestens genauso schlau war wie seine und irgendwann kapierte, wessen Körper da blutüberströmt im Bus saß. Zumal es nur einen Menschen geben konnte, der gleich neben Maras Körper saß. Und Maras Körper war relativ gut zu erkennen, weil es erstens wenige blonde Frauen in dem Bus gab. Und weil zweitens meine Seele gewohnt war, Maras Körper von außen zu sehen.

In praktisch allen Berichten waren die Seelen unversehrt, auch wenn der physische Körper übel aussah. In praktisch allen Berichten fühlten sich die Betroffenen extrem gut. Das war gerade das Verwirrende, dass sie sich gut fühlten und alles funktionierte, während der physische Körper schwer verletzt dalag.

Einige der Seelen versuchten, mit den körperlich anwesenden Menschen zu sprechen, so wie sie es gewohnt waren. Häufig versuchten sie, auf sich aufmerksam zu machen.

»Hallo! Hier bin ich! Nicht da unten! Lasst mal, es geht mir eigentlich ganz gut!«

Vielleicht hatten wir sogar im ersten Moment versucht, den anderen zu helfen. Das hätte gut zu Mara und zu mir gepasst, dachte mein Vater.

Die Seelen mussten in diesen Fällen meistens feststellen, dass sie weder gesehen noch gehört wurden. Dass die Leute mit ihren physischen Körpern an ihnen vorbei oder sogar durch sie hindurchliefen. Untereinander dagegen konnten sich die Seelen gut unterhalten. Nicht akustisch, sondern wie im Rahmen einer Gedankenübertragung.

»Mara? Hörst du mich?«

»Das ist wohl ziemlich scheiße gelaufen mit dem Bus, Till! Wie sollen wir jetzt nach Buenos Aires kommen?«

»Hm! Gar nicht?«

»Da sagst du nix mehr!«

# Die Trosterzählungen I

Im Internet gab es mehrere Videos zu dem Unfall. Das Fernsehen war fast ebenso schnell da wie die Rettungswagen mit den grellgrünen Blinklichtern und den pfeifenden Sirenen.

Mein Vater schaute sich ein Video nach dem anderen an, genauso atemlos wie der Reporter auf Kanal 4.

Er erkannte Clément, wie er mit nacktem Oberkörper die Bahren mit Verletzten in den Rettungswagen trug.

Die Dramatik bildete bei jedem Unfall den Hintergrund. Für die Opfer und ihre Angehörigen ging es um die »Frage nach dem Leben, dem Universum und dem ganzen Rest«. Douglas Adams hatte die Frage so formuliert. In seinem Roman *Per Anhalter durch die Galaxis* wurde diese Frage dem Supercomputer vorgelegt. Die Antwort nach jahrzehntelangen Berechnungen des Computers lautete: 42.

Für diese Antwort gab es viele Interpretationsmöglichkeiten, sehr viele.

Douglas Adams hatte Humor. Wäre die erste.

Die zweite Möglichkeit wäre: Es ist sinnlos, diese Frage zu stellen. Das Leben ist einfach da. Sinnzusammenhänge sind speziell bei Verkehrsunfällen nicht zu erkennen. Freut euch einfach, wenn's euch gutgeht. Und fragt nicht weiter. Wenn ich mir vorstelle, dass ich auf einem leicht eiernden Planeten sitze, der wie ein Kreisel um ein ziemlich großes Feuer kreist. Das Ganze schraubt sich wie der Flügel eines Propellers durch einen ziemlich leeren Raum. Mit einer ganzen Menge schwarzer Löcher drin. Okay, es sieht beeindruckend aus. Aber sinnvoll?

Unser Gehirn ist zu begrenzt, um die Frage zu begreifen. Oder die Antwort. Oder beides. Wäre die dritte Möglichkeit.

Immerhin war die Menschheit so weit gekommen zu begreifen, dass die Struktur unseres Sinnesapparats bestimmte, was wir wahrnehmen konnten. Platos Höhlengleichnis: Wir sehen Schatten auf einer Wand. Oder Kants grüne Brillen: Wenn die ganze Menschheit grüne Brillen trägt, lebt sie in einer ziemlich grünen Welt. Oder die Technikvergleiche, die sich im Laufe der Zeit in Variationen angeboten hatten: der Mensch als Uhrwerk, das von Schöpferhand neu aufgezogen werden musste. Der Mensch als Dampfmaschine. Ein Vergleich, der bei manchen unmittelbar einleuchtete. Oder: der Mensch als Simulation in einer wie auch immer gearteten Matrix.

Wenn jemand plötzlich fehlte, den du liebst, dann lief der Trost des Computers auf Folgendes hinaus: Trink oder rauch dir einen und vergiss es ...

Das mochte mein Vater beim Schreiben oder Lesen: Was an Gedanken unbestimmt und flüchtig durch das Bewusstsein kreiste, wurde auseinandergezogen, gerade so weit, dass man es verstehen konnte. Es wurde festgehalten. Es bildete eine Position. Jeder Gedanke wurde beim Aufschreiben etwas verfälscht – das wäre eine Art philosophische Unschärferelation. Dafür konnte man auf einzelne Positionen zurückkommen, von dort aus weitergehen.

Das innerste Motiv seines eigenen Schreibens war, Erkenntnis zu gewinnen, meinte mein Vater.

Manchmal genügte ihm, etwas auszusprechen. Das Aussprechen oder Aufschreiben konnte etwas aktualisieren oder verdeutlichen. Oder er sah, dass es keinen Wert mehr hatte. Oder er sah, dass es im Gegenteil wunderbar war. Oder er entdeckte einen neuen Zusammenhang. Mein Vater schrieb und schrieb, weil es viele Reaktionen auf meinen Tod gab. Die ihm zu denken gaben.

Zum Beispiel fragte ihn jemand: »Glaubst du?«

Das war eine mitfühlend und etwas schüchtern gestellte Frage. Religion war Privatsache. Man fragte nicht danach. So wie man auch nicht fragte, wie hoch der Kontostand auf dem Privatkonto war.

Die Verkürzung der Frage deutete die Zurückhaltung an. Die Frage lautete nicht: Glaubst du an die orthodoxe oder koptische oder römisch-katholische oder protestantisch-lutherische Landeskirche? Diese Unterschiede interessierten nicht. Die Frage lautete schlicht: Glaubst du?

»Wie meinst du das?«, fragte mein Vater zurück.

Gemeint war: Glaubst du an Gott?

Aber es steckte mehr dahinter: Glaubst du an Gott und alles, was in der christlichen Welt dazugehört, die Auferstehung der Toten, das Wiedersehen nach dem Tode?

Die Frage offenbarte über den Fragenden, dass es für ihn nicht selbstverständlich war zu glauben. Sonst hätte er sie gar nicht oder nicht so vorsichtig gestellt.

Und die Frage offenbarte noch mehr: Wenn du glaubst, dann bist du doch irgendwie getröstet. Dann wird sich der liebe Gott um die Sache kümmern, und du wirst deinen Sohn früher oder später wiedersehen.

Meistens stellte sich im Laufe des Gesprächs heraus, dass der Fragende nicht glaubte.

»Ich würde gern glauben, aber ich kann es nicht«, sagte er.

Konkret: Wo sollte die Auferstehung der Toten anfangen? Bei den Neandertalern? Beim Homo erectus? Oder erst beim Homo sapiens? Vor oder nach Christi Geburt? Sollten alle gleichzeitig am Jüngsten Tag auferstehen? Mit Engeln als Sicherheitsdienst? Obwohl Michelangelo das Jüngste Gericht wunderbar gemalt hatte, glaubte auch mein Vater nicht daran, dass es so kommen würde.

Die Sache mit dem Wiedersehen dagegen war nicht so leicht für ihn erledigt. Das Wiedersehen mit mir wünschte er sich allerdings vor dem Ende des Universums. Er wollte zumindest die Zeit haben, ein paar Fragen zu stellen: Wie geht es dir denn? Was hast du so gemacht in der Zwischenzeit? Gewisse andere Zeitgenossen hingegen wollte mein Vater überhaupt nicht wiedersehen, schon gar nicht am Jüngsten Tag.

Die Mutter eines Klassenkameraden schrieb meinen Eltern einen sehr schönen, sehr persönlichen Brief. Sie stelle sich vor, dass wir alle in einer Art Eisenbahnzug säßen. Die einen säßen vorn in den Abteilen, die anderen lägen hinten in den Schlafwagen. Und wenn der Zug angekommen sei, dann stiegen alle zusammen aus.

Aber so einfach durfte man sich die Sache nicht machen, meinten die Glaubenskongregationen. Man dürfe sich seinen Glauben nicht nach Belieben zurechtzimmern, hatte ein Bischof im Radio gesagt. Er meinte wahrscheinlich, dass man glauben solle, was die Kirche vorgab.

So sei es, Herr Bischof, ich glaub's ja schon. Das endete klar mit der typischen Heuchelei. Ich glaube, im Sinne meiner innersten Überzeugung, doch genau das, was ich mir selbst zurechtgezimmert habe. Sonst wäre es nicht meine Überzeugung, oder?

Der christliche Trost für Menschen, die ihr Liebstes verloren hatten, lief auf Folgendes hinaus: Hab Vertrauen, Vertrauen. Egal, was passiert, hab Vertrauen. Am Ende kommt ihr alle zusammen in Gott.

In einem anderen Gespräch hob ein Cousin meines Vaters den Zeigefinger gegen den Himmel und sagte: »Wer passt da oben eigentlich auf?«

Auch Frida sagte bei einer Gelegenheit dem Pfarrer, sie könne nicht mehr beten. »Lieber Gott, pass bitte auf Mara auf, damit sie gesund nach Hause kommt!«

Das ging nicht mehr. Der Kinderglaube und das kindliche Vertrauen waren sinnlos geworden.

Auch meine Eltern waren mehr als verletzt, weil ihre Bitten vergeblich gewesen waren. Die Frage: »Wer passt eigentlich auf?«, war die Frage derer, die eigentlich an Gott und seinen Einfluss glaubten. Angesichts ihrer Erlebnisse aber kamen Zweifel auf, an der Existenz Gottes selbst oder an seiner Liebe zu den Menschen.

Sicher, bei manchen Todesfällen konnte man sagen: »Selbst schuld.« Es war nicht lebensnotwendig, Autorennen zu fahren oder aus einem fliegenden Flugzeug zu springen oder pro Tag fünfzig Zigaretten zu rauchen.

Aber wenn ein Schulbus verunglückte, mit lauter Kindern, die brav in die Schule gegangen waren? Wenn im Krieg Leute, die mehr oder weniger friedlich miteinander gelebt hatten, von andern Leuten abgeschlachtet wurden?

»Gott, wie kannst du das zulassen?«, war die Frage vieler Menschen während der Weltkriege und überhaupt während aller Kriege. Auch der rechtschaffene und gottesfürchtige Hiob klagte.

Selbst von Jesus ist der Ausruf überliefert: »Mein Gott, mein Gott, warum hast du mich verlassen?«

# Die Trosterzählungen II

Nach dem Tod ist vor dem Tod.

Mein Vater mochte diese Abwandlung eines berühmten Trainerspruchs. Er teilte die Menschen ein in solche, die ein einziges Leben hatten, und solche, die viele Leben hatten. Um die Menschen mit einem einzigen Leben ging es im vorigen Kapitel. Das war nach Vaters grober Schätzung eine Minderheit, denn eine Mehrheit von rund sechzig Prozent der Menschen lebte zurzeit in Asien. Dort hatte man mehrere Leben.

Die einen dachten, dass kein Mensch jemals von den Toten wiedergekommen sei.

Die andern dachten, dass jeder Mensch von den Toten wiedergekommen sei.

Um es gleich vorwegzunehmen: Mein Vater hatte lieber mehrere Leben. Ein einziges Leben war für langsame Menschen wie ihn einfach zu wenig. Ehe er aus seinen Kindheitsträumen aufgewacht war, hatten andere schon drei Firmen gegründet oder drei Filme gedreht oder drei Ehen geführt oder alles drei gleichzeitig.

Nein, das war zu stressig, dieses ganze Drama um das einmalige Leben. Die viel beklagte Hektik des zeitgenössischen Alltags führte er in letzter Konsequenz darauf zurück, dass um ihn herum (fast) alle in der Vorstellung lebten, keine Minute ihrer wie auch immer bemessenen Zeit verlieren zu dürfen. Dass alle meinten, dieses Leben sei ihre einzige Chance.

»It's now or never«, sang Elvis Presley.

Das war ein spannender Song, aber mein Vater glaubte immer wieder an eine zweite Chance, auch für Elvis und das angebalzte Mädchen.

Wie kam er dazu, das zu glauben? Der westeuropäische Mainstream machte sich eher lustig über solche Vorstellungen.

Und wenn du als Schwein wiedergeboren wirst?

Vielleicht hast du es dann verdient, mein Lieber. Interessant fand mein Vater ein Leben als Papagei. Papageien hatten keine natürlichen Feinde, wohnten in netten Gegenden, knabberten Sachen, die ihnen lecker schmeckten, vermehrten sich durch Sex, interessierten sich täglich für Neuigkeiten und konnten fliegen. Was wollte man mehr?

Solange man sich in der Zeit befand, änderten sich die Zustände.

Nach Meinung meines Vaters konnte es keinen Jüngsten Tag geben. Entweder befand man sich in der Zeit, dann gab es keinen Anfang und kein Ende. Oder man befand sich außerhalb der Zeit, dann gab es kein Befinden, kein Nicht-Befinden. Darüber konnte man als innerhalb der Zeit existierendes Wesen nicht wirklich sprechen. Das führte zu Widersprüchen. Die Mystiker, die dennoch darüber sprachen, redeten in Bildern und betonten ausdrücklich, dass es sich um Bilder handelte.

Gegen die islamische Vorstellung von einem Paradies oder die mittelalterlich-christliche von einer Hölle hatte mein Vater nichts einzuwenden. Warum nicht? Es konnte sogar sein, dass die Hölle an bestimmten Orten zu bestimmten Zeiten auf dieser Erde stattfand. Es war denkbar und möglich, dass die Seelen in einer Lichtjahre entfernten Galaxie gequält wurden oder in einer unserer materiellen Struktur unzugänglichen Matrix nebenan in einem parallelen Universum. Umgekehrt konnten in einer anderen Simulation die himmlischen Sphären stattfinden oder auf Planeten mit friedvoller Bevölkerung oder auch an bestimmten Orten zu bestimmten Zeiten auf dieser Erde.

Mein Vater glaubte nicht, dass Mara und ich die Hölle verdient hatten.

»Papa, warum musst du immer persönlich werden? Wenn das hier ein Essay oder Traktat oder was auch immer werden soll, dann bleib doch mal bei der Sache.«

»Sag mal, wo bist du denn gerade, Till?«

»Nicht da, wo du denkst, Papa.«

»Was denke ich denn?«

»Du stellst dir vor, dass ich mich mit Mara in irgendeinem, wahrscheinlich sogar in mehreren Paradiesen herumtreibe und erst mal von dem anstrengenden Erdenleben erhole.«

»Stimmt das nicht?«

»Die Erfahrungen haben mich natürlich verändert. Ich entspreche auch nicht diesem beschränkten Bild von einem Till, der ausschließlich mit seinen Kumpels abhängt und feiert.«

»Dann sag mir bitte, wie und wo du bist.«

»Das geht nicht so einfach, Papa. Wart's ab. Du wirst es noch früh genug erfahren.«

Unmöglich war für meinen Vater, dass eine Hölle oder ein Paradies ewig dauern sollten. Wenn man in der Hölle etwas erlebte, dann befand man sich in der Zeit. Alles, was in der Zeit stattfand, hatte irgendwann ein Ende. Auch die Hölle. Auch das Paradies. Auch der oder die Zustände nach einem Tod.

Dies zur Logik des Weiterlebens.

»Papa, ist dir klar, dass deine Argumentation einige Sprünge enthält?«

»Das ist keine Abschlussarbeit zur Erlangung eines akademischen Grades, Till.«

Ein anderes Argument für das Weiterleben war das spontane Gefühl: Wenn jemand stirbt, den du liebst, fängst du an, mit ihm zu reden. Das war tief verankert in uns als Säugetieren. Sogar Elefanten wanderten zu ihren Friedhöfen.

»Das ist kein rationales Argument, Papa.«

»Zählen denn auch emotionale Argumente?«

Als modern sozialisierte Individuen misstrauten wir den natürlichen Neigungen, den spontanen Gefühlen, den ›primitiven‹ Instinkten. Trotzdem stellte sich bei näherer Betrachtung häufig heraus, dass man mit einem Instinkt richtig lag. Zum Beispiel dahingehend, dass Muttermilch nicht nur praktisch, sondern auch sinnvoll für das Neugeborene und seine Mutter war. Oder dass man etwas, das übel stank, nicht essen sollte. Oder dass Freude eine Entwicklung eher förderte als Druck.

Ohne sich auf repräsentative Untersuchungen stützen zu können, glaubte mein Vater, dass liebende Menschen spontan dazu neigten, bei einem Toten zu bleiben und zu lauschen, statt die leblose Leiche einfach zu verlassen.

Für aufgeklärte Menschen waren hellenistische Mythen kein Argument. Trotzdem wollte mein Vater daran erinnern, dass nicht nur in Asien, sondern auch im antiken Griechenland, in der Wiege der europäischen Kultur, die Seelen wanderten. Selbst im modernen Europa traten in Fernsehsendungen Leute auf, bei denen die Lethe anscheinend nicht so wirkte wie bei den meisten Menschen. Sie erinnerten sich an Teile eines früheren Lebens und ihre Angaben wurden, wenn sie konkret genug waren, von den Fernsehteams verifiziert.

So gab es vieles, das aus Sicht meines Vaters für die Annahme mehrerer Leben sprach. Manche Fragen ließen sich ohne intellektuelle Verrenkungen beantworten. Zum Beispiel die Frage nach dem ersten Wunder des Lebens: der Geburt. Sollten wir alle rein zufällig entstanden sein? So dicht beieinander immer an den gleichen Stellen? Und so viele? Das fand mein Vater unwahrscheinlich viel Zufall. Und warum hatten wir so verschiedene Startbedingungen? Die einen nach der jeweiligen Norm schön, die anderen scheußlich. Die einen mit liebevollen Eltern, die anderen mit brutalen. Die einen mit rascher Auffassungsgabe, die anderen mit Blindheit gesegnet.

Gegen die Annahme der Seelenwanderung sprach aus seiner Sicht nur ein sozialpädagogischer Grund: ihre Tendenz, soziale Härten hinzunehmen. Wenn alles Unglück die Konsequenz aus früheren Leben darstellte, dann gab es keine Dringlichkeit, den Unglücklichen zu helfen. So gesehen konnten karitative Einrichtungen und sogar die Konzepte eines sozialistischen Staats auf die Vorstellung vom einmaligen Leben zurückgeführt werden. Aber man musste organisiertes Helfen nicht abschaffen, wenn man mehrere Leben in Aussicht hatte. Helfen brachte den Helfern immer Pluspunkte, ob in diesem oder im jenseitigen oder einfach im nächsten Leben.

Die Lehre vom Kreislauf des Lebens lief auf folgenden Trost hinaus: Um überhaupt etwas zu erleben, musste man Unterschiede spüren. Also konnte nicht alles gleich schön sein. Also gab es Freude und Leiden. Wenn du jemanden liebst, von dem du getrennt bist, dann wirst du diese Seele wieder treffen. Nur nicht ungeduldig werden.

»Papa?«

»Ja, Till?«

»Bist du jetzt getröstet?«

»Ehrlich gesagt, wäre es mir trotzdem lieber, wenn du gerade in meiner Matrix wärst. Zufällig genau am selben Ort und zur selben Zeit.«

»Du fängst immer wieder von vorne an, Papa.«

»Stimmt.«

»Und was jetzt?«

# Das nächste Kapitel

Fritz und mein Vater warteten immer noch auf der Bank im Flur des Einwohnermeldeamtes von G.

Pedro kam auf sie zu in Begleitung eines Herrn mit weißer Elvis-Locke und weißem Hemd. Pedro stellte ihn als den Amtsleiter vor.

Mein Vater stand staunend, fast gerührt vor diesem Mann. Es war ein weiterer Archetyp, der ihm in diesem Land begegnete: der Archetyp des korrekt eingetrockneten Buchhalters.

Der Amtsleiter war mager bis auf die Knochen, in seiner Frisur lag jedes Haar an seinem Platz, die Bügelfalten der Hose schnurgerade. Mein Vater war gerührt erstens über die Tatsache, dass sich der Amtsleiter zu zwei hergelaufenen Deutschen bemühte, und zweitens über die sehr herzliche Art, in der er kondolierte.

»Wie viele Kopien der Papiere benötigen Sie?«, fragte er nach der ausführlichen Begrüßung durch Pedro.

Fritz war wie immer schneller als mein Vater und antwortete: »Zehn.«

Mein Vater hätte ihn am liebsten korrigiert, denn er befürchtete, dass zehn Kopien in einem Amt, in dem offiziell von Hand geschrieben wurde, ziemlich lange dauern könnten. Zu Fritz' Vergnügen fragte er nach, ob die Kopien geschrieben oder per Fotokopierer hergestellt würden.

»Zehn Kopien? Das mache ich für Sie«, sagte der Amtsleiter und klopfte meinem Vater mit strahlendem Lächeln auf die Schulter. »Das mache ich für Sie.«

Natürlich mit dem Fotokopierer.

Danach verschwanden Pedro und er im Thronzimmer.

Die Väter setzten sich wieder.

Die hübsche Norne rief sie ins Büro. Ihr war aufgefallen, dass meine Mutter nach den Angaben meines Vaters ›Susanne‹ hieß, nach den Angaben des Bestatters Farruco hieß sie ›Susanne Gabriela‹. Niemand war da, um zu übersetzen oder zu vermitteln.

Mein Vater befürchtete, dass die indianische Beamtin den gesamten Eintrag ins Sterbebuch wegen dieser Differenz neu schreiben musste. Er versuchte in seiner Mischung aus rudimentärem Italienisch und Spanisch zu erklären, dass es sich um dieselbe Person handele. Die Adresse und vor allem die Passnummern stimmten überein. Der zweite Vorname sei unwichtig.

»No es importante«, sagte mein Vater.

Die Beamtin aus N. füllte unterdessen die Freiräume am Ende der Zeilen mit Buchhalternasen.

Ihre Finger, die das Lineal hielten und verschoben, waren sichtlich geübt. Ihre Miene war zum ersten Mal sprechend: Sie drückte Zufriedenheit aus. Vielleicht hatte sie die ganze Zeit im Bus mit versteinerter Miene dagesessen, weil sie gestresst war, dachte mein Vater. Vermutlich war sie kurzfristig aus ihrem gemütlichen Dorf wegbeordert worden auf das Hauptamt, wo die strengen Abteilungsleiterinnen mit den langen Fingernägeln und dem hübschen Armschmuck saßen.

Die strenge Norne schüttelte den Kopf.

»Es sollte schon stimmen«, sagte sie.
Das nächste Problem war eine fünfstellige Zahlenkombination, die sie nicht deuten konnte. Meinem Vater fiel und fiel kein spanisches Wort für Postleitzahl ein, auch keine treffende Umschreibung.

Zum Glück musste die Dorfbeamtin nicht alles noch einmal neu schreiben, sondern durfte verbessern. Aber durch den zwischen die Zeilen gequetschten zweiten Vornamen war das ebenmäßige Bild dieser bemerkenswerten Eintragung ins Buch des Sterbens versaut, fand mein Vater.

Und dann kam der Stempel aus N. zum Einsatz.

Nachdem alles abgestempelt war, sollten die Väter unterschreiben. Sie verstanden nicht, warum eine amtlich besiegelte Eintragung noch einmal unterschrieben werden musste. Bei den anderen Eintragungen waren keinerlei Unterschriften zu sehen.

Aber die gelockte Norne deutete mit dem Finger auf die Stelle, wo mein Vater unterschreiben sollte. Die Anfangsbuchstaben seiner Unterschrift kragten immer nach oben und unten über die Zeile aus. Um die Norne ein bisschen zu ärgern, ließ er die Buchstaben besonders weit über die Stränge schlagen.

Prompt schüttelte sie missbilligend die Locken, aber so war nun mal Vaters Unterschrift.

Nach dem Rüffel setzte Fritz seinen Chefarzt-Schnörkel etwas verhaltener.

Es reichte in diesem Land die Unterschrift des Vaters.

Mein Vater sah bei der Gelegenheit zum ersten Mal den Totenschein, den ein Arzt am Unfallort ausgestellt hatte.

»Polytrauma grave« war als meine Todesursache eingetragen.

»Was ist ein Polytrauma?«, fragte mein Vater.

Fritz zögerte einen Augenblick.

»Alles kaputt«, antwortete er.

Die Norne wies die Väter auf ihre Wartebank im Flur.

Nach einer Weile ging sie im perfekten Catwalk, die Dokumente mit verschränkten Armen vor ihrer Brust bergend, an den beiden vorbei und verschwand in einer Tür mit der Aufschrift »Computerraum«.

Die Väter hörten das Auf- und Zuklappen des Kopiererdeckels unmittelbar hinter der Wand, vor der sie saßen. Sie hörten das gedämpfte Gemisch aus dem Heulton der Gebläse, dem Drehen der Walzen, dem Anschlag der Schienen.

Sie hörten die Pausen.

Wahrscheinlich Sortierpausen.

Fritz bereute, dass er um zehn Kopien gebeten hatte.

»Mensch, Papa! Sie macht einfach ihren Job. Hör auf zu lästern.«

»Ist dir aufgefallen, dass auf den Totenscheinen die korrekten Passnummern der Kinder standen?«, fragte Fritz.

»Wieso mussten wir die Kinder dann überhaupt offiziell identifizieren?«, fragte mein Vater.

Fritz, der sich als Arzt in solchen Dingen auskannte, spann den Gedanken weiter fort: »Der Amtsarzt stellt offiziell die Identität und Todesursache einer Person fest. Wenn er die korrekten Passnummern auf dem Totenschein eingetragen hat, müssen ihm die Reisepässe vorgelegen haben. Anschließend übergibt der Amtsarzt die Papiere der zuständigen Behörde, in dem Fall der Polizei als Vertretung der Staatsanwaltschaft.

Die Pässe sind also im Zuständigkeitsbereich der Staatsanwaltschaft verschwunden.«

»Sozusagen unter den Augen des Staatsanwalts«, ergänzte mein Vater.

Hier stimmte etwas nicht, Herr Staatsanwalt!

Dazu passten folgende Details: Meine Mutter hatte über den Konsul gebeten, die Kopie meines Reisepasses, die sie dem Staatsanwalt übergeben hatte, zurückzubekommen. Die Staatsanwaltschaft bestritt gegenüber dem Konsul, eine solche Kopie erhalten zu haben.

Später von Deutschland aus schrieb Fritz einen Brief an den Staatsanwalt, in dem er auf die Widersprüche hinwies. Er verband damit die Hoffnung, dass sich Maras kleiner Rucksack, in dem sich ihre persönlichen Dinge befanden, doch noch auffinden ließe. Oder zumindest Teile seines Inhalts.

Der Brief blieb unbeantwortet.

Die Norne schritt mit einem Stapel Papiere vor der Brust aus dem Computerraum zurück in ihr Büro. Nach einer kurzen Weile schritt sie aus ihrem Büro in das Büro des Amtsleiters. Nach einer weiteren Weile schritt sie mit zehn vom Amtsleiter persönlich beglaubigten Kopien zu den Vätern, die sich artig bedankten.

Plötzlich stand Pedro neben ihnen. Es war viertel vor zwei nachmittags. Jetzt musste alles schnell gehen.

# Alle zusammen

Durch die menschenleere Schalterhalle sausten Pedro und die Väter zum Bus. Keine drei Minuten später stiegen sie vor Farrucos Bestattungshaus wieder aus. Pedro verabschiedete sich.

Farruco kam heraus, erklärte den weiteren Tagesablauf und verabschiedete sich. Formvollendet.

Die Väter dankten ihm. Seit diesem Tag waren sie für immer der Meinung, dass ohne Farrucos Wirken im Hintergrund die ganze Angelegenheit Tage, wenn nicht Wochen gedauert hätte.

Gegen viertel nach zwei traf der Bus mit den Vätern und einem anderen Fahrer beim Hotel ein.

Die Mütter saßen blass in der Lounge. Um zehn Uhr solle es losgehen, hatte ihnen jemand gesagt. Seither saßen sie auf gepackten Koffern. Die Väter hatten Hunger, aber nur ein rascher Gang auf die Toilette war erlaubt. Die Lunchpakete für die Fahrt zum Krematorium waren gepackt.

Das Krematorium lag etwa siebzig Kilometer entfernt an der Straße zwischen G. und T. Nach der Einäscherung sollte die Fahrt weitergehen nach T. Dort hatte der Konsul ein Hotel für die Nacht reserviert.

Meine Mutter bat meinen Vater, noch einmal das Hotelzimmer zu kontrollieren, ob nichts vergessen worden sei.

Währenddessen wurden die Koffer schon eingeladen.

Frida und Fritz, Sarah und Janosch, Lukas, meine Mutter, mein Vater stiegen ein. Alle waren auf einmal erleichtert, und die Väter erzählten ihre Anekdoten, warum alles so lange gedauert habe.

Mein Vater biss sogar in ein Sandwich, weniger aus Hunger, als vielmehr, weil so lieb für ihn gesorgt worden war.

Er drehte sich um und sah einen Bus dicht hinter dem Bus fahren, in dem er saß. Der zweite Bus sah genauso aus wie der Bus, in dem er saß. Er begriff, dass Mara und ich im zweiten Bus mitfuhren, und winkte uns zu.

Einen Augenblick war er fast glücklich.

Weil sie es geschafft hatten, uns rauszuholen.

Weil wir auf eine Weise in diesem Moment beisammen waren.

Weil er auf einmal fühlte, dass Mara und ich mitfuhren.

Es fühlte sich beinah so an, als würden wir einen Familienausflug unternehmen. Lukas meinte, das sei jetzt die richtige Gelegenheit, um die Geschichte mit dem Fahrenlernen zu erzählen. Ich hatte ja keinen Führerschein.

»Nicht dass ihr glaubt, Till hätte nicht Auto fahren können«, sagte Lukas. Dann erzählte er, wie wir mit Mamas Auto zum Parkplatz im Park gefahren seien und ich da über den Parkplatz gegurkt sei.

Meinen Eltern wurde noch im Nachhinein schlecht.

War aber halb so wild. Hat prima geklappt. Einmal haben wir geguckt, ob niemand auf der Straße war, und dann bin ich sogar vom Parkplatz aus nach Hause gefahren.

# Die Hazienda

Wir rauschten durch eine Ebene, deren Horizonte mit Bergketten besetzt waren. Nach einer knappen Stunde Fahrt über die dreispurige Landstraße mäßigte der Fahrer das Tempo. Auf freier Strecke irgendwo zwischen Weideland, Buschgruppen, vereinzelten Bäumen bog er ab und fuhr durch einen weiß verputzten Torbogen.

Der Bus schaukelte über eine Wiese und hielt vor einem bungalowartigen Anwesen. Alle Wände strahlten weiß wie das Einfahrtstor. Die Bogenfenster blitzten hinter grün gestrichenen Eisengattern. Darüber kragten die Holzbalken der roten Ziegeldächer vor. Ein höchstens dreijähriges Mädchen hockte vor zwei seitlich stehenden Häusern und spielte mit einem Hundewelpen. Auf der anderen Seite standen hüfthohe Ziergräser, weiß blühende Rosen und Lilien. Auf meinen Vater wirkten die einstöckigen Bauten wie der Wohnkomplex eines Gutshofs. Er dachte »wie eine Hazienda«, obwohl er noch nie eine Hazienda gesehen hatte.

Ein Traktor, der nebenan das Feld bestellte, tuckerte mit seinem Dieselmotor mitten durch die paradiesische Ruhe.

Alle stiegen aus, holten tief Luft, schnupperten an den Rosen, als wären sie in einem Landhotel angekommen. Allen war bewusst, dass sie hier, an diesem überraschend idyllischen Ort, unter diesen zart-weiß verstreuten Wolken Abschied nehmen mussten.

Mein Vater hatte beobachtet, dass der zweite Bus zu einem etwas abseitsstehenden, nicht mehr als zimmergroßen

Häuschen gefahren war. Ein überdachter Laubengang führte dorthin. Auf Rollgestellen standen dort schon Maras und mein Sarg.

»Till, du liegst in einem Sarg.« Mein Vater dehnte das Wort ›Sarg‹, dass es irgendwie unglaubwürdig klang, wie ›Sage‹, wie ›Legende‹, wie ›Märchen‹.

»Was hattest du denn erwartet, einen Bademantel?«, fragte ich.

Eine Zeit lang dachte mein Vater, dass es in G. nur Einheitssärge gäbe. Deshalb wären meine Eltern nicht gefragt worden, welchen Sarg sie haben wollten.

Als er die Sache Monate später erneut überdachte, zog er Farrucos Geschäftstüchtigkeit mit in Betracht. Es war vermutlich nicht das einfachste Modell, das uns, ohne groß nachzufragen, zugedacht worden war. Trotzdem war mein Vater Farruco dankbar dafür, dass er keinen Sarg hatte aussuchen müssen. Ihn stresste schon normales Klamottenshoppen am Samstagvormittag.

Särgeshoppen hätte ihn wahrscheinlich aus der Fassung gebracht.

Außerdem gefielen ihm die Rautenform und das rotbraune Holz. In dem glänzend polierten Lack spiegelten sich die Dachsparren des Laubengangs. An verzinkten Beschlägen auf beiden Seiten und vorne waren Griffe für Sargträger angebracht. Die Kanten waren rund gedrechselt. Je eine versilberte Plakette war auf dem hohen Deckel und auf der Stirnseite angebracht. Mein Name eingraviert. Viel zu schade eigentlich das Ganze, um verbrannt zu werden.

Die Stimmungen wechselten wie die Themen in dieser verflixten Geschichte. Alles war möglich. Während an der einen Stelle jemand lachte oder einen mehr oder weniger bitteren

Spaß machte, brach gleichzeitig an einer anderen Stelle jemand in Tränen aus.

Lukas und ich waren manchmal mit meinem Opa Traktor gefahren. Mein Opa war zwar ein Stadtmensch, hatte aber aus der Kriegserfahrung heraus die fixe Idee behalten, seine Familie im Falle einer Hungersnot selbst versorgen zu können. Er hatte einen kleinen Acker gekauft und brachte Jahr für Jahr die eigene Kartoffelernte ein. Nach seinem Tod vermachte meine Oma die unverwüstliche Landmaschine einem Traktormuseum.

Mein Bruder sagte zu meinem Vater, dass der Opa schon warte.

Meine Eltern hatten auch an den toten Opa gedacht, als wir diesen Traktor auf dem Nachbarfeld ackern hörten.

Wir alle hätten gern noch einmal miteinander gesprochen, wie das beim Abschiednehmen so üblich ist.

»Also, ihr bleibt jetzt erst mal noch eine Weile in euerm Lichtkörper.«

»Bis ihr eure irdischen Erfahrungen einigermaßen verkraftet habt, verstehe.«

»Verdammt gut seht ihr aus in diesen Lichtkörpern! Fehlen nur noch die Flügel.«

»Ja natürlich, ihr saht auch in den terrestrischen Körpern gut aus. Nein, meine ich ernst.«

»Nur schade, dass wir euch nicht so richtig drücken können!«

»Mit unseren vernebelten Sinnen können wir euch nicht mal richtig sehen.«

»Doch, das Paket mit deinen Weihnachtsgeschenken war angekommen. Habe mich wirklich über den Ganesha mit dem abgebrochenen Elefantenzahn gefreut! Ein Patron der Schriftsteller! Nach all den ungeschriebenen Büchern traust du deinem alten Vater das noch zu!«

»Ich bin gerührt. Nein wirklich!«

»Ja, die Geschenke aus deinem Rucksack verteilen wir. Versprochen!«

»Und deine Jungs können den Proberaum weiter benutzen. Solange sie wollen.«

»Nein, dein ausgeliehenes Fahrrad werden wir nicht zurückverlangen. Wir haben sowieso keine Ahnung, wo das steht. War auch ein gebrauchtes Gestell.«

»Okay. Ihr müsst jetzt los.«

»Schickt ab und zu mal eine E-Mail oder irgendwas. Einen Traum vielleicht.«

»Nein, wir würden nur gern wissen, wie's euch so geht.«

»Alles klar, wird schon schiefgehen.«

»Hau rein, Alter!«

Aus einem der Häuser war ein Riese von Indígena erschienen. Wenn mein Vater später von diesem Mann erzählte, sagte er immer: wie der Indianer aus dem Film *Einer flog über das Kuckucksnest*.

Der Riese war der Leiter des Krematoriums, aber er hätte auch gut in eine Basketballmannschaft der amerikanischen Liga gepasst.

Er wandte sich an meinen Vater und erklärte, dass die Verbrennung pro Sarg etwa vier Stunden dauere. Gemeinsam wurden die beiden Särge in den engen Vorraum der Brennkammer geschoben. Sie passten nebeneinander gerade so hinein. Auf einem Schild über der zweiten Tür war zu lesen, dass der Zutritt zur eigentlichen Brennkammer verboten sei.

Der Riese fragte, wer zuerst drankommen solle.

Alle sahen einander an.

Kleine praktische Fragen zeigten manchmal an, was eigentlich passiert war.

Der Reihe nach gingen alle zu den Särgen, standen davor oder streichelten oder küssten sie. Lukas hatte, seit er mich aufgebahrt gesehen hatte, die ganze Zeit gegrübelt, was er mir als letztes Geschenk mitgeben könne. Während der Wartezeit im Hotel hatte er im Internet eine Anleitung gefunden, um Origami-Blüten zu falten. An der Rezeption hatte er sich weißes Papier erfragt und quadratische Blätter zurechtgeschnitten. Mit geschickten Knicken und Falzen hatte er zwei Papierlilien geformt aus Geduld und Liebe, die er nun an meinen und an Maras Sarg steckte.

Zuletzt kam mein langsamer Vater. Er legte eine Hand auf meinen Sarg und begann, innerlich seine Gebete zu singen. Es waren dieselben Gebete, die er bei meiner Geburt gesungen hatte und die er immer dann sang, wenn er vor Freude oder vor Verzweiflung nicht weiterwusste.

Er hatte während der ganzen Reise auf ein Zeichen gehofft. Jetzt erhielt er eines. Wenn auch nicht so, dass er das Zeichen hätte lesen oder seinen Sinn begreifen können. Doch es war sehr deutlich.

Mara gegenüber war er immer schüchtern gewesen. Jetzt wollte er sich bewusst von ihr verabschieden. Er ließ die linke Hand auf meinem Sarg liegen und legte die rechte Hand auf ihren. Er sang auch für sie.

Von Maras Sarg aus ging ein Pulsieren durch seinen Arm.

Entschieden und energisch.

Es fühlte sich wie Stromschläge an.

Mein Vater wusste, wie sich Stromschläge anfühlten. Als Kind schon in den Ferien hatte er sie gespürt an der Hand meines Opas, der Grashalme an einen elektrischen Weidezaun hielt.

Es pochte weiter durch den Arm.

Anhaltend kraftvoll.

Mein Vater schloss die Augen, lautlos zum Rhythmus der Pulsschläge singend.

Als er aufgehört hatte, kam der Riese mit einem üppigen Schlüsselbund. Er trat in den Vorraum zu den Särgen und schloss hinter sich ab. Wir hörten die verbotene zweite Tür, dann metallische Geräusche, von denen wir uns ungefähr vorstellen konnten, woher sie rührten.

Ladies first.

Wenn man aus dem Laubengang heraus unter den freien Himmel trat, sah man den Schornstein der Brennkammer.

# Die Zeremonie I

Uns standen vier Stunden Warten bevor.

Dann noch einmal vier Stunden.

Meine Mutter hatte jede Menge Teelichte gekauft. Sie stellte sie links und rechts neben der grünen Flügeltür auf, die zu dem Vorraum führte.

Zuerst wollten sie nicht recht brennen. Immer wieder kamen Windstöße um die Ecken des Häuschens und die Hälfte der Lichte ging aus. Ein paar Ziegelsteine lagen lose aufgestapelt an einer Seitenwand. Jemand kam auf die Idee, die Ziegelsteine als Windschutz um die Kerzen zu setzen. Es schien wenig aussichtsreich, aber es funktionierte.

Erst saßen Lukas oder Frida auf dem nackten Betonboden des Laubengangs. Dann trugen Janosch und Fritz eine Sitzbank aus dem Empfangsraum des Haupthauses herbei. Susanne oder Sarah kamen mit zwei Stühlen. Bank und Stühle standen nebeneinander, etwa vier oder fünf Meter vor dem grünen Türbogen mit dem Lichtgewimmel zu Füßen.

Ein Raum war entstanden.

Mein Vater fragte sich, was der hünenhafte Chef des Hauses dazu sagen würde?

Es war egal, was er dazu sagen würde.

Der Chef sagte nichts dazu. Er kam ungefähr jede halbe Stunde oder Stunde mit dem üppigen Schlüsselbund, schloss die Tür auf und hinter sich wieder zu, sorgte drinnen für Geräusche.

Vielleicht schob er etwas hin oder her, vielleicht rüttelte er an einer Stelle, fegte oder klopfte irgendwo dagegen.

Mein Vater setzte sich auf den Boden, fing an zu meditieren. Die anderen meditierten nach und nach mit, jeder auf seine Weise, oder saßen in Stille. Irgendjemand fing an zu singen. Dann sangen alle gemeinsam. Sie sangen Wiegenlieder, das Schaukellied und »Dat du min Leevsten bist / Dat du wol weißt«.

Immer wieder.

Zuletzt summten sie. Dann war es wieder still.

Irgendjemand telefonierte, weil sich am anderen Ende der Welt Freunde und Familien versammelt hatten. Am anderen Ende der Welt brannten auch Kerzen. Es wurde auch dort gesungen, gelacht, geweint.

Gegessen.

Gestritten.

Ja, gestritten: Frida war sauer, weil Fritz telefonierte. Er verschwand öfter mal. Das war eine seiner Stärken und eine seiner Schwächen. In Argentinien hat er bestimmt ein halbes Vermögen vertelefoniert. Aber Frida fand, dass gerade jetzt, in diesen Stunden nichts wichtiger sein konnte, als da zu sein.

Und sie vertrugen sich.

Alle versuchten, Rücksicht aufeinander zu nehmen.

Lukas war auch verschwunden.

Irgendwann sah mein Vater seine Silhouette aus dem Grün aufsteigen, aus dem auch ein Trupp Gauchos hätte auftauchen können, auf ungestümen Pferden. Lukas kam mit Händen voller Wiesenblumen. Die kleinen Lichtfelder wurden zu geschmückten Altären.

# Noch eine Abschweifung

Wir müssten noch zwei Stunden warten, bis die Erste fertig sei, hatte der Riese gesagt.

Noch einmal möchte mein Vater diese Geschichte anhalten. Noch einmal die Zeit in einer Abschweifung ausdehnen. In diese Zeremonie hinein schreibt er über ein Wort, das er sehr gern mochte, das Wort ›beseelt‹.

Er habe die Sprache, das Material eines Schriftstellers, nie wirklich verstanden, dachte mein Vater. Aber er hatte bei seinen Experimenten eine kleine Entdeckung gemacht: das Phänomen der Vorsilben. Die Vielfalt an Vorsilbenwörtern in der deutschen Sprache schien ihm einzigartig. Allerdings war er kein Sprachwissenschaftler. Vielleicht gab es ihm unbekannte Sprachen, die einen noch reicheren Schatz an zusammengesetzten Wörtern aufhäufen konnten.

In den ersten Versuchen ließ mein Vater die Vorsilben weg, um sich den Geschmack des Grundwortes auf der Zunge zergehen zu lassen.

Statt ›umdrehen‹ sagte er ›drehen‹.

Statt ›unterscheiden‹ sagte er ›scheiden‹.

Statt ›abschließen‹ sagte er ›schließen‹.

Statt ›versterben‹ sagte er ›sterben‹.

Er suchte herauszufinden, welche Bedeutung die einzelnen Vorsilben für sich genommen hatten. Die Vorsilbe ›ver‹ oder ›zer‹

konnten nicht als Wörter auf eigenen Füßen stehen. Trotzdem veränderten sie andere Wörter auf eine ganz bestimmte Weise.

Was machte das ›ver‹ mit dem Wort ›brechen‹?

Was machte das ›zer‹ mit dem Wort ›brechen‹?

»Kleine Zwischenfrage, Papa: Was ist denn der Unterschied zwischen ›zersägen‹ und ›versägen‹?«

Die ganze Fülle der Möglichkeiten blühte auf, wenn man ein Urwort wie ›treten‹ als Ausgangspunkt nahm:

Abtreten, auftreten, austreten,
beitreten, betreten, dazwischentreten,
eintreten, hintreten, hervortreten,
übertreten, zurücktreten, nachtreten,
zutreten, zertreten, wegtreten.

Wir hatten Lust, neue Wörter auszuprobieren. Was könnte ›enttreten‹ bedeuten? Oder: durchtreten, hinabtreten, emportreten, umtreten? Oder gab's diese Wörter schon? Welche neuen Bedeutungen würden sich ergeben mit:

laufen, zocken, stehen,
fahren, schleimen, gehen?

»Abgehen gibt's schon, Papa.«

Oder:

Einlieben, beilieben, auslieben,
anlieben, ablieben, auflieben,
nachlieben, nachlieben, nachlieben.

Die absolute Lieblingssilbe meines Vaters war ›be‹. Sie veränderte die Wörter auf geradezu magische Weise:

Aus ›deuten‹ wurde ›bedeuten‹.
Aus ›rühren‹ wurde ›berühren‹.
Aus ›wundern‹ wurde ›bewundern‹.
Aus ›zaubern‹ wurde ›bezaubern‹.
Aus ›Wissen‹ wurde ›Bewusstsein‹.
Aus ›Weg‹ wurde ›Bewegung‹.
Aus ›Seele‹ wurde das ›Beseelte‹.

Das ›Beseelte‹ klang auf einmal wie ein Märchenwort.

Und es gab märchenhafte Momente, wenn das Beseelende frei hervortrat. So deutlich, dass sogar ein Stock es wahrnehmen könnte. Beim Tanzen zum Beispiel. Bestand nicht der ganze Sinn eines Tanzes darin, dass ein Mensch aus sich heraustrat? Dass etwas Anmutiges oder auch Erschreckendes, dass ein Inneres sich an der Oberfläche zeigte?

Und Blicke zum Beispiel. Es gab überwältigende Blicke, wo das Beseelende zweier Menschen ineinanderfloss. Auge in Auge.

Und gebrochene Augen gab es.

Jeder, der es lebend gesehen hatte, wusste, was in gebrochenen Augen fehlte.

Dass etwas gegangen war.

# Die Zeremonie II

Die unteren Wolken waren dunkelviolett geworden. Die Teelichte zwischen den Backsteinen schimmerten heller. Der Riese erklärte meinem Vater, weil er als Einziger Spanisch zu verstehen schien, dass die Aschen des Sargholzes und des menschlichen Körpers unterschiedliche Farben aufwiesen. Er müsse warten, bis die Asche ausgekühlt sei, und fege sie dann so zusammen, dass nur die menschliche Asche in die Urne komme.

Als er das nächste Mal aus der Vorkammer trat, sagte er meinem Vater, es sei bald so weit.

»Faltan veinte minutos.«

Die Dunkelheit sank schnell aus den Wolken nieder. Die beiden Familien saßen in dem elektrischen Licht des Laubengangs wie in einer Halle, der Riese machte Geräusche in der Vorkammer.

Frida und Fritz erzählten Geschichten von Mara. Wie sie dauernd gegen den Türpfosten geknallt sei, statt durch die Türe hindurchzugehen. Wie sie als Skiknirps immer aufgestanden und weitergefahren sei. Hingefallen, auf und weiter. Hingefallen, auf und weiter.

Frida erzählte, wie sie einmal mit Mara in der Stadt gesessen habe. Eine fremde Frau sei auf sie zugekommen und habe gefragt, ob das ihr drittes Kind sei.

»Ja, warum?«

Darauf die Frau: »Das dritte Kind ist ein Geschenk!«

Der Schlüsselbund drehte sich, der Riese kam heraus. Er hatte eine Art Einkaufstasche in der Hand. Ja, es war eine beigefarbene Papiertasche mit zwei weißen Kordeln als Henkel, wie man sie in einer Parfümerie als Tragetasche bekommt.

Der Riese richtete seinen fragenden Blick auf meinen Vater.

Der deutete auf die Bank, wo Frida und Fritz saßen.

Ohne ein Wort setzte der Riese die Tasche auf Fritz' Schoß ab und ging.

Fritz starrte noch lächelnd von den Geschichten auf seinen Schoß.

Einen Moment lang war es ringsherum still.

Aus voller Kehle schluchzte Fritz auf.

# Die Zeremonie III

Das zweite Warten kam meinem Vater kürzer vor.

Vielleicht ging es tatsächlich schneller, weil der Brennofen schon heiß war. Vielleicht aber dauerte es auf den Uhren genauso lang wie beim ersten Mal.

Maras Urne stand mit einem weißen Tuch bedeckt zwischen den Teelichten auf der linken Seite. Unter einer Urne hatte mein Vater sich, ohne groß darüber nachzudenken, immer etwas Vasenförmiges vorgestellt. Maras Urne aber war eine in etwa quaderförmige Kiste. Ungefähr so groß wie der Stapel dreier dicker Bücher.

Mein Vater war innerlich vorbereitet, als der Riese ihm die Tasche mit meiner Urne auf den Schoß stellte. Die Tasche roch süßlich parfümiert. Er dachte sich Gedanken aus über Leben und Tod, roch das alles überdeckende Parfüm und stellte fest, dass die Urne weder aus edler Keramik noch aus Naturholz bestand, sondern aus Kunststoff. Aus profanem Plastik, aber mit echten Blechplaketten. Mein Name durchaus korrekt eingraviert.

Warum spielte das Materielle eine solche Rolle für ihn? Die zwei, drei Pfund Mineralstoffe, die von meinem Körper übrig geblieben waren und die sich auf dem einen oder anderen Weg in den sogenannten Kreislauf der Natur einreihen würden. Warum war ihm das wichtig? Das Beseelende war längst befreit von der schwerfälligen Materie.

Vielleicht schaute sich das Beseelende noch einmal um? Wie man in ein Zimmer schaut, von dem man weiß, dass man es für immer verlässt.

Vielleicht war das Beseelende nah? Wie man in einer Umarmung zum Abschied noch einmal ganz nah ist.

Als er dort in dem Laubengang saß, meine Asche auf dem Schoß, hatte mein Vater das Gefühl, ich sei da. Es kam ihm so vor, als wiege er ein Baby auf den Oberschenkeln.

»Moment mal, Papa!«

»Ja, Till?«

»Ich war da. Die ganze Zeit auf dieser Ranch waren wir bei euch.«

»Ja, das haben wir gemerkt.«

»Aber ich lag nicht als Heideidei auf deinem Schoß, Papa!«

»Das war so mein Wunschgefühl. Dichterische Freiheit, mein Junge.«

»Schon gut! Vergiss die Mäuse-Story nicht!«

»Auf keinen Fall!«

Mara und ich hatten nämlich ein Mäusepärchen gekapert. Die dösten in ihrem Nest hinterm Haus. Mara kam auf die Idee, uns bei denen einfach reinzumogeln. Es war ein bisschen eng anfangs in den Mäusekörpern. Wir waren ja schon ein paar Tage ohne Basiskörper durch die Gegend getingelt. Die Steuerung hatten wir aber noch drauf. Vorderpfoten, Hinterpfoten. Die Gene sind ja zu über neunzig Prozent gleich. Ich habe dann Männchen gemacht neben Maras Urne. Aber ich hatte nicht mit dem Instinkt gerechnet, als meine Mutter die Maus sah. Zack, war mein Mäuserich wieder um die Ecke gedüst und saß schlotternd im Nest. Unterwegs hatte er noch ein paar Köttel abgedrückt. Das ging quasi vollautomatisch.

Als Nächstes probierte Mara es mit ihrer Maus. Inzwischen standen alle vor den Urnen und warteten auf die Mäuse. Das war zu viel für Maras Mäusefrau. Sie kam auch wieder zurückgeflitzt. Wir haben uns weggeschmissen vor Lachen. Durch die Mäuseaugen konnte ich Maras Mauseflanken japsen sehen. Das Lachen war dann der korrekte Schlüssel, um den Mäuseinstinkt außer Funktion zu setzen. Ich habe es noch einmal mit meiner Maus probiert.

Als ich Männchen machte auf Maras Ecke, rief mein Vater:

»Guck mal! Da ist sie wieder!«

Ich hab dann Gas gegeben und bin durch das grelle Licht auf die andere Seite zu meiner Urne gerannt. Fühlte sich an wie ein Hundertmeterlauf.

»Wahnsinn!«, sagte mein Vater.

Okay, dann mussten wir wieder raus aus den Mäusen. Die hätten sonst einen Herzinfarkt bekommen. War aber echt nett. Und vor allem: Als Mäuse konnten die uns endlich mal sehen und waren nicht so auf die Urnen fixiert.

# Die Frischhaltedose

Zwischen zehn und elf Uhr nachts kamen wir in T. an. Der Konsul erwartete uns in dem reservierten Hotel. Er war gekommen, um bei der Übergabe der Dokumente dabei zu sein. Der Einäscherungsnachweis war für die Behörden wichtig.

Es war ein freundlicher Empfang in einem schönen Hotel. Trotz Hindernissen und Verzögerungen hatte alles geklappt.

Im Hotelzimmer stellte meine Mutter die Urne auf einen Ehrenplatz und schmückte sie mit den Blumen, die Lukas aus den Wiesen mitgebracht hatte. Mein Vater hatte wieder das Gefühl, ich sei im Zimmer dabei. Mara und ich waren aber unten im Foyer bei Lukas und Janosch und Sarah, die mit Frida und Fritz in der Bar saßen und Bier und hausgemachte frische Zitronenlimonade tranken.

Mein Vater hatte sich nicht getraut, meinen Rucksack aufzumachen. Er glaubte, dass er die Rührung und den Schmerz beim Anblick meiner Sachen nicht würde aushalten können. Es war die Initiative meiner Mutter, die diesen Schritt zum Teil herbeiführte, weil sie einfach befürchtete, das Salatöl könne im Rucksack auslaufen.

Das war allerdings eine völlig unbegründete Befürchtung, denn der Balsamico-Essig und die Ölflasche mit der Aufschrift »Till & Mara« waren absolut auslaufsicher in einer Frischhaltedose verstaut. Außerdem befanden sich in der Dose Basmati-Reis, Pfeffer, Salz, Peperoni, Knoblauch, Sesam, Zucker, Teebeutel und ein Allzweckmesser.

Mein Vater pfiff leise durch die Zähne und dachte: Der Feinschmecker.

Den Salat, der aus diesen Zutaten entstehen konnte, hätte er auch gern probiert. Und den Tee dazu getrunken.

Natürlich übertrieb es mein Vater mit seinem Stolz auf die Frischhaltedose. Er glaubte, dass sie durchaus als Muster für den Reiseführer hätte herhalten können. »Was kommt alles in die Frischhaltedose? Eine Checkliste.« Zum Glück blieb der Plan in dieser Form unausgeführt.

Er ging hinunter ins Foyer zu den anderen, trank die köstliche Zitronenlimonade und erholte sich ein wenig vom Heulen.

# Neuigkeiten

Freitagvormittag.

Auf dem Flughafen in T. trafen unsere Familien Steven und Clément, die auch nach Buenos Aires flogen. Sie sahen beide erschöpft aus. Mein Vater sah sie ein letztes Mal von Weitem nach dem Flug in Buenos Aires. Sie standen vor der Halle, wo man auf das Gepäck wartete.

Zwei Menschen, die ein Unfall zusammen festgehalten hatte. Sie rauchten eine Zigarette zusammen. Dann gingen sie, um jeder die Fäden wieder aufzunehmen, die irgendwo liegengeblieben waren.

Zu dem Zeitpunkt, da mein Vater diesen Absatz schreibt, ist bereits ein Jahr vergangen. Die Silvester-Wette hatte er verloren. Aber er ritt weiter, der alte Cowboy.

Steven und Florence hatten ihm geschrieben. Er wusste, dass die sechs ›Internaticnalen‹, die mit Mara und mir zusammen im Bus saßen, auch die beiden schwer verletzten Französinnen, sich am Jahrestag des Unfalls getroffen hatten. Solche Neuigkeiten wurden für ihn zu einem kleinen Ersatz für Neuigkeiten, die es nicht mehr gab.

Wenn ein Mensch geht, meinte mein Vater, dann lösen sich die Geschichten, die mit ihm verbunden waren. Sie flattern auf wie Vögel.

Er hat einige davon gesammelt, solange sie noch in der Nähe waren.

## Die Baby-Mandarinen

Mara und unsere knuffige Freundin Leonie waren entzückt von den Mini-Mandarinen, die man in Asien kaufen konnte. Wenn man sie schälte, waren die Schnitze nicht größer als ein Fingernagel. Mara hielt jedem ein Stückchen unter die Nase und quiekte: »Guck mal, wie süß!«

»Wie niedlich, wie sü-ü-üß!«

## Spicy Trip

Im Hostel in Pai (Nord-Thailand) hatte sich das Spicy Team, die Gruppe von zeitweilig bis zu 15 Leuten zusammengefunden, die dann gemeinsam durch Laos reisten. Das Team nannte uns Deutsche wegen der hervorragenden Aussprache des englischen Ti-Äitsch ›Ze Germans‹. Wir machten eine Facebook-Seite mit Spicy-Trip-Geschichten. Hier ist eine davon:

Leonie wollte nach einer Partynacht mit der Pferdekutsche ins Hostel fahren.

Okay, Leonie, da stehen ganz viele Pferdekutschen.

Leonie wollte die Kutsche aussuchen, denn sie verstand etwas von Pferden. Sie hatte Reitunterricht gehabt.

Dieses Pferd zum Beispiel war zu verschwitzt. Gut, dann steigen wir in die nächste Kutsche. Halt, alle wieder aussteigen! Die Pferde durften auch nicht zu kalt sein. Langsam wurden die verschwitzten Pferde kalt und Leonie kam ins Schwitzen. Es dauerte nur eine gefühlte Stunde, bis sie die passenden Pferde gefunden hatte.

## Der angebratene Fuß

Die Sache mit dem Rollerunfall war ein wenig anders verlaufen, als meine Eltern dachten.

Mein neugieriger Vater war dahintergekommen, dass kein Vietnamese den Unfall verursacht hatte, sondern Gereon.

An einer leicht abschüssigen Stelle wollten Gereon und ich die Roller parken. Gereon rutschte von der Vorderbremse ab, versuchte, den Roller am Lenker zu halten, gab dabei ungewollt Gas, das Hinterrad drehte durch und der Roller brach aus, der glutheiße Auspuff gegen meinen Fuß.

## Freiheit

Leonie hat meinem Vater erzählt, dass sich die ›Locals‹ manchmal gewundert hätten, wenn ich mit den Krücken angehumpelt gekommen sei. Auf der Tanzfläche aber plötzlich zu tanzen angefangen hätte.

Sie erzählte ihm auch, wie frei sie sich auf der Reise gefühlt habe.

Wie noch nie in ihrem Leben.

Zum selben Thema erfuhr mein Vater von Lena, dass sie und ich uns in einer schlaflosen Nacht unterhalten hätten.

Man müsse nur entscheiden, was man an dem Tag essen wolle, hätte ich gesagt.

Auf Dauer aber sei das eine Unterforderung.

## Die Turnschuhe

Über Weihnachten hatten wir uns mit einigen Freunden, die auch in Asien unterwegs waren, in der Luxus-Villa auf Bali getroffen. Außerdem kamen Lena und Debb uns von Deutschland aus besuchen. Mara wusste bis zuletzt nicht, dass auch ihr geliebter Lenny aus Deutschland kam. Er zog sich eine balinesische Maske über und sie glaubte, er sei Bastian. Sie fragte sich nur, warum Bastian Lennys Turnschuhe anhatte.

Bis sie es kapierte.

## Die Mini-Elefanten

Einmal hätten Lenny und ich uns eine halbe Ewigkeit über Miniatur-Elefanten amüsiert, erzählte Lena.

Genau! Stell dir vor, da kommt eine Elefantenherde über deinen Schreibtisch gewandert. Die Leitkuh dreht dir den Kopf zu, hebt den Rüssel und trompetet.

Aber es hört sich an, als würde dein Kuli quietschen.

## Der Vulkansee

Leonie wollte zu einem Vulkansee fahren, um zu baden.

»In einem Vulkansee steigen heiße Dämpfe auf«, sagte ich. »Da kann man nicht baden.«

Darauf Mara: »Wir wollen auch nicht baden. Wir wollen die Aussicht genießen.«

»Du willst nicht ernsthaft auf diesen Berg, um die Aussicht zu genießen. Die Aussicht haben wir schon in Sorrent ›genossen‹ [auf der gemeinsamen Abschlussfahrt der Schule].«

»Das hat Till missverstanden«, erklärte Leonie meinem Vater. »Ich hatte gesagt, dass ich das auf jeden Fall mache. Mara wollte mitgehen, weil sie es gut fand, wenn wir etwas zusammen machen.«

»Ich finde das scheiße, dass du immer deine Extrawurst braten musst«, sagte Mara.

»Was ich echt scheiße finde, dass ihr euch immer gegen mich verbündet«, sagte ich. »Ihr sprecht einfach ab, was wir machen, und ich soll hinterherdackeln.«

»Kommst du nun mit oder nicht?«

Wie meinem Vater berichtet wurde, sei ich mitgegangen.

Als wir endlich oben auf dem Berg standen, gab es diese ach so herrliche Aussicht.

»Tja!«

War mein ganzer Kommentar, wie mein Vater aus anderer Quelle erfuhr.

## Der Tritt

In Sydney hatten wir Björn und Zimmermän getroffen. Wir chillten im Dorm eines Hostels. Mara telefonierte stundenlang auf dem oberen Bett mit Lenny. Leonie flüsterte Björn ins Ohr, er solle vom unteren Bett aus dem oberen Bett einen leichten Tritt geben.

Björn tat, wie ihm geflüstert, verschätzte sich aber mit der Leichtigkeit seines Tritts.

Mara flog mit Matratze im Bogen hinunter auf Zimmermän.

Mara hatte sich den Kopf gestoßen. Sie rieb sich den Kopf – und lachte über den Joke.

Das beeindruckte meinen Vater.

## Gemüse

In Neuseeland wohnten wir in Auckland bei Maras Gasteltern aus dem Schüleraustausch. Bei ihnen gab es häufig das ›typisch englische‹ Gemüse Erbsen/Möhren/Mais. Wir wollten für sie mal ein ›typisch deutsches‹ Gemüse kochen: Rotkohl.

Am Ende aßen so viele Leute mit und der Rotkohl war so klein, dass für jeden ein Esslöffel Gemüse blieb.

## Strafzettel

Von den Gasteltern aus flogen wir auf die Südinsel Neuseelands nach Queenstown. Wir hatten uns mit Nora und Liam verabredet und mieteten einen Campervan.

Jeden Morgen beim Frühstück fragten die Mädels übertrieben laut: »Fährst du heute oder ich?«

Wir Jungs verzogen uns freiwillig nach hinten.

Frida hatte Mara verboten zu fahren, aber Frida war ziemlich weit weg.

Außerdem waren die Straßen schnurgerade und es gab kaum Verkehr.

Es passierte auch nichts. Nur einmal hatte Nora die Handbremse vergessen. Das hat sie selbst meinem Vater erzählt.

Jemand kam ihnen entgegen und rief »Haaaandbreeeeak!«, weil die Beläge qualmten. Wir mussten anhalten und zwei Stunden warten.

Den Strafzettel über zweihundert Dollar bekamen wir, weil wir an einer Stelle parkten, wo nur Campingwagen mit eingebautem Klo zugelassen waren. Nora und Liam gingen zur Bußgeldstelle und beschwerten sich. Sie mussten ein Klofoto vorweisen. Siehe Fotosammlung.

## A Fucking Fairy Tale

Die Landschaft war unbeschreiblich.

Einmal kletterten Liam und ich auf einen Berg. Oben hatten wir eine Aussicht, dass wir uns nur gegenseitig anschauten: »FUCK!«

Einmal folgten wir einer Abzweigung des Weges, ohne zu wissen, wohin sie führte. Am Ende standen wir auf einem Felsen vor einem Wasserfall. Unter uns ein Becken mit kristallklarem Wasser. Klamotten aus und reinspringen.

Erst als ich unten schwamm, entdeckte ich ein Seil, an dem ich wieder auf den Felsen klettern konnte.

Liam schrieb meinem Vater, dass Mara und ich häufig gesagt hätten: »It's LEGENDARY!«

Das war ein Zitat aus unserer damaligen Lieblingsserie *How I met your mother*.

Mit Steinen legten wir eine Schrift in den Strand: »A Fucking Fairy Tale.«

## Book Of Questions

An einem Nachmittag regnete es heftig. Weit und breit war kein Campervan außer unserem zu sehen.

Liam kam mit seinem ›Book of Questions‹ heraus. Einige der Fragen, die er Mara und mir stellte, und der Antworten, die wir gaben, hat er meinem Vater berichtet.

Angenommen, du hättest neunzig Jahre zu leben. Mit dreißig könntest du entscheiden, ob du für den Rest deines Lebens den Körper oder den Geist des/der Dreißigjährigen behalten möchtest. Wofür würdest du dich entscheiden?

Eine merkwürdige Frage, fand mein Vater. Wenn eins von beiden stehen blieb, wie sollte sich das andere dann noch entwickeln?

»Papa, du hast den Sinn der Frage nicht verstanden. Es geht einfach darum, ob du lieber körperlichen Verfall oder geistigen Verfall in Kauf nehmen würdest.«

»Wie hast du dich entschieden?«

»Ich habe mich für den körperlichen Verfall entschieden. Mara auch.«

Du hast die Chance, die große Liebe zu finden. Aber du wüsstest auch, dass der geliebte Mensch nach einem halben Jahr sterben müsste und dein Schmerz ebenso groß wäre wie deine Liebe. Würdest du die Chance ergreifen?

Mara bezog die Antwort auf ihre Beziehung zu Lenny. Sie antwortete, wenn sie Lenny jetzt verlieren müsste, würde sie nichts an der Zeit mit ihm ändern wollen.

Meine Antwort hat Liam so überliefert: Ich sei ein Beziehungstyp, hätte ich gesagt. Selbst wenn ich die große Liebe eines Tages verlieren müsste, wäre sie es wert, gelebt zu werden.

Angenommen, du müsstest heute sterben und könntest vor deinem Tod mit niemandem mehr sprechen. Was würdest du am meisten bedauern, dass du es jemandem nicht gesagt hast? Warum hast du es noch nicht gesagt?

Die meisten Leute hätten extreme Schwierigkeiten mit dieser Frage, schrieb Liam. Sie dächten an heikle Gespräche, die sie aufschöben, oder Entschuldigungen, die sie nicht über die Lippen brächten.

Natürlich würden wir gern noch einmal mit der Familie und den Freunden sprechen, fasste Liam unsere Antworten zusammen. Aber es gebe kein Bedauern über etwas, das noch nicht gesagt war.

Liam war ein nachdenklicher Typ. Mein Vater mochte ihn schon allein wegen der Art, wie ich am Telefon über ihn erzählt hatte.

Er schrieb meinem Vater, dass er eine Lektion von Mara und mir gelernt habe: Nicht überanalysieren!

Eines Abends stellte *ich* die Frage, nicht Liam: »Angenommen, du hättest die Gelegenheit, die Antworten auf alle deine Fragen zu erhalten, sogar auf Fragen, die du bisher noch nie gestellt hast. Würdest du die Antworten wissen wollen?«

# Das Siegel

In Buenos Aires fuhren unsere Familien mit dem Taxi zur schon bekannten Deutschen Botschaft.

Bemerkenswert an der Fahrt waren neue Redewendungen:

»Pass auf den Till auf!«

»Lass bitte mich den Till nehmen!«

»Willst du ihn wiederhaben?«

Die Botschaft musste bestätigen, dass in der Urne nichts als Asche transportiert wurde.

Mein Vater hatte irgendwo in der Tiefe seines Staatsbürgertums Verständnis für solche Verwaltungsakte. Weißes Pulver wurde bekanntlich in den ausgefallensten Behältern geschmuggelt. Auf der anderen Seite nervten diese Pedanterien.

Und wieder auf einer anderen Seite konnte mein Vater bei der Gelegenheit meine Asche mit eigenen Augen betrachten. Bis dahin hatte er die Asche dem Riesen einfach glauben müssen.

Bemerkenswert war auch das amtliche Siegel, das er sich ebenfalls anders vorgestellt hatte, als es dann war. Die Urne wurde mit einem schmalen Papierstreifen versiegelt. Kein Draht, keine Plombe. Bloß ein mehr oder eher weniger selbst klebender Zettel mit einem Stempel drauf.

Mein Vater war selbst ein Pedant.

# Das Passfoto

In dieser Freitagnacht und der darauffolgenden Samstagnacht übernachteten alle im selben Hotel wie bei der Ankunft in Buenos Aires.

Meine Mutter baute im Hotelzimmer erneut einen Blumengarten um meine Urne auf. Diesmal stellte sie mein aktuelles Passfoto dazu. Dieses Foto bewirkte eine Verschiebung im Bewusstsein meines Vaters. Wenn er an mich dachte, hatte er bis dahin immer das Bild des Toten vor Augen. Er musste sich anhand dieses Eindrucks immer wieder davon überzeugen, dass ich wirklich gestorben war.

Jetzt stand ihm das Passbild vor Augen, wenn er an mich dachte. Es zwinkerte ihm zu. In diesen Tagen mit der Urne wurde ich wieder lebendig für meinen Vater.

# T-Shirts

Am Samstag packte Lukas meinen großen Rucksack vollständig aus. Er verteilte alles auf dem Doppelbett meiner Eltern:

1 Schlafsack
1 Reisenecessaire
1 Traveller-Handtuch
1 Hängematte
1 Moskitonetz
1 Moskitohut
1 Regenhose
1 Regenjacke

1 Baseballkappe
1 Ersatz-Jeans
2 Badehosen
1 lange Sporthose
3 kurze Stoffhosen

1 Paar Turnschuhe
1 Paar Flipflops
1 Paar Espadrilles
2 Paar Strümpfe
4 Ersatz-Boxershorts

1 bedrucktes Leintuch (vermutlich ein ›Andenken‹)
1 rotes, gestreiftes Wolltuch (vermutlich ein Geschenk)
3 Taschenbücher (darunter *Der kleine Prinz* auf Spanisch)
1 schwarzes Sweatshirt (ein Andenken an Vang Vieng-Tubing)

3 Hemden mit Kragen
2 schwarze T-Shirts (Bungee Jumping: »You're famous«)
2 Basketball-T-Shirts (Michael Jordan)
3 weitere gewaschene T-Shirts
4 weitere getragene T-Shirts

Mein Vater träumte von einem Essay über T-Shirts.

In die Stoffsammlung käme hinein:

Wie sie in der Hippie-Generation die Feinripp-Trikots ablösten.

Wie praktisch sie waren, weil man sie bügeln konnte oder auch nicht.

Wie sexy sie waren, wenn sie sich um die weibliche oder männliche Brust spannten.

Wie wenig sexy sie waren, wenn sie sich um den männlichen oder weiblichen Bauch spannten.

Wie warm sie waren, weil man mehrere übereinanderziehen konnte.

Wie sie nass werden konnten und auf der Haut trockneten.

Wie bunt sie waren, weil man darauf drucken konnte.

Wie man beim Shoppen besonders schöne fand.

Wie sie meistens passten, weil sie einfach geschnitten waren.

Wie sie meistens erschwinglich waren.

Wie mancher guckte, wenn man eine Botschaft darauf erkennen konnte.

Wie man Erste Hilfe damit leisten konnte.

Wie sie in global verteilten Produktionsstufen hergestellt und gehandelt wurden.

Wie ihre Secondhand-Verwertung international organisiert war.

Wie viele ihrer Träger mit einer falschen Botschaft herumliefen, weil ihnen die Botschaft egal war.

Wie sie an die Tage erinnerten, als man sie getragen hatte.

Wie sie an die Orte erinnerten, wo man sie getragen hatte.

Wie sie an die Person erinnerten, die sie getragen hatte.

Wie sie an die Person erinnerten, die sie getragen hatte.

# Würfelpoker

Es gab nichts Dringendes mehr zu tun an diesem Samstag. Alle waren dankbar für ein wenig Ruhe, bevor es in Deutschland weitergehen würde mit Dutzenden Gesprächen und ellenlangen To-do-Listen.

Abends setzten sich alle zusammen und überlegten, wie die gemeinsame Todesanzeige aussehen könnte. Sie stellten sich vor, wie sie mit den Urnen in Deutschland ankommen und alle mit der Straßenbahn nach Hause fahren würden.

»Zwei von uns fahren schwarz«, sagte mein Vater.

Zum Glück lachte Fritz über den Rabenwitz, dann auch die andern.

Zuletzt saßen alle um einen großen Tisch und spielten Würfelpoker. Mit den kleinen bunten Würfeln aus meinem Rucksack. Lukas erklärte die Regeln. Sogar meine Mutter spielte mit, obwohl sie Gesellschaftsspiele hasste.

Natürlich gewann sie.

# Ende der Reise

Am Sonntag ging der Flieger zurück nach Deutschland.

Mein Vater war fest entschlossen, die Urne nicht mehr aus den Händen zu geben. Der ganze Sinn des Aufenthalts in Argentinien hatte darin bestanden, mich nach Hause zu bringen. Davon konnten ihn jetzt weder deutsche Bestattungsunternehmen noch etwaige Seuchenvorschriften abhalten.

Die Fluggesellschaft hatte auf telefonische Anfrage bestätigt, dass man nichts gegen Urnentransporte einzuwenden habe. Sofern man nicht die Urne für die übrigen Fluggäste zur Schau stellte. Was meine Eltern ohnehin nicht vorhatten.

Auf dem Flughafen in Buenos Aires war bemerkenswert, dass bei den Sicherheitskontrollen eine Urne durchgewinkt wurde, die andere nicht. Bevor die zweite Urne durchgelassen wurde, mussten unsere Familien Unbedenklichkeitserklärungen wegen Seuchengefahr beibringen. Die Mütter blieben illegal mit den Urnen im Sicherheitsbereich, während die Väter zurückliefen und durch die Schalterhallen irrten. In einem schmalen Gang abseits des mondänen Getriebes fanden sie drei hintereinanderliegende Annahmefenster. Besetzt war nur das mittlere für die Deklaration von Waffen.

Mein Vater, der Witzbold, überlegte schon, eine Bombe anzumelden, aber die wäre vermutlich unpassend hochgegangen.

Nach einer Weile wurde der zuständige Schalter besetzt. Die Väter legten sämtliche Papiere vor. Vom Totenschein bis zur amtlichen Urnenversiegelung waren Dokumente in durchaus beeindruckender Zahl zusammengekommen.

Ein wenig spannend wurde es, als der Schalterbeamte fragte, wo denn die Urnen seien. Mein Vater baute darauf, dass in diesem Land die Unterschrift des Vaters reichte und antwortete: »Bei den Müttern.«

Am Montag kam der Flieger in Deutschland an. In Rucksack und Tragetasche trugen die seriös dreinblickenden Mütter die Urnen durch den Zoll. Nur Lukas wurde von zwei Zollbeamten herausgefischt. Zugegeben, er hatte sich seit ein paar Tagen nicht rasiert und sah seinem Passbild nur noch bedingt ähnlich. Mein glatt rasierter Vater trat mit harmlosem Augenaufschlag dazu. Was es denn gebe? Daraufhin fragten die Beamten nur noch, ob die beiden Sohn und Vater seien. Klappten die Pässe zu und ließen sie laufen.

Damit wäre die Geschichte fast zu Ende. Eine Reisegeschichte endet eben mit dem Ende der Reise.

Am Bahnhof wurde Sarah von ihrer Familie abgeholt. Feli holte Mara, Janosch, Frida und Fritz ab. Meine Eltern und Lukas wanderten mit mir durch die Stadt. Sie hofften, dass ich mit ihnen noch einmal alles sehen, dass ich mit ihnen zusammen zu Hause ankommen könne.

Sie wanderten mit mir am Dom vorbei über die Hohe Straße, die Breite Straße. Sie kamen an der Anzeigenannahme der Zeitung vorbei und erkundigten sich nach Todesanzeigen. Sie gingen mit mir in ein Café und bestellten mir ein Bier, das Lukas für mich trank. Sie stiegen mit mir in ein Taxi und der Taxifahrer fragte: »Wo kommt ihr denn her, mit all den Koffern?«

»Aus Argentinien«, antwortete Lukas.

»Irgendetwas schmuggelt ihr«, sagte der Taxifahrer. »Ich weiß noch nicht was, aber ich komm noch dahinter.«

Mein Vater musste lachen und schenkte ihm den letzten argentinischen Geldschein. Der Taxifahrer bedankte sich und kündigte an, dass er mit diesem Schein im argentinischen Steakhaus bezahlen werde.

Meine Eltern zeigten mir, dass in meinen Zimmern noch alles so aussah wie bei der Abreise. Nur ein bisschen aufgeräumter. Und geputzter.

Während er das schreibt, weint er, mein Vater.

Er wollte immer ein Dichter des Glücks werden, der einen kleinen Garten beschreibt, in dem sich das große, große Weltall spiegelt. Nun war er ein Dichter des Unglücks geworden. Aber er hatte sich bemüht, so viel von einer scheißlangweiligen Idylle in die Geschichte hineinzupacken, wie er nur eben konnte.

Er liebte das normale Leben, in dem nichts Aufregenderes passierte als ab und zu eine Reise. Von unterwegs aus rufen die Maras und die Tills zu Hause an, um die Eltern zu beruhigen:

»Ich komm ja wieder, Mama.«

# Finale

Leute, wir haben noch einen Joker im Ärmel.

Es darf auf keinen Fall die Geschichte fehlen, wie Mara und ich uns derart ins Gefüge zufälliger Ursachen und verblüffender Wirkungen einklinkten, dass meine Mutter eine Botschaft erhielt. ›Synchronizität‹ hätte Carl Gustav das wieder genannt.

Am Tag nach der Rückkehr fuhr meine Mutter ins Büro. Sie wollte zwar die Tage bis zur Trauerfeier nicht arbeiten, aber pflichtbewusst, wie sie war, wollte sie den Kolleginnen und Kollegen kurz beibiegen, was in ihren Projekten anstand. Mit ihren Gedanken aber war sie bei der Beerdigung.

Fritz und mein Vater waren zur selben Zeit unterwegs, um ein Grab für Mara und mich zu organisieren.

Mein Vater war vor der Entscheidung wieder einmal alle Möglichkeiten für die Form der Bestattung durchgegangen: auf dem Friedhof, im Wald oder auf dem Meer verstreuen.

Meine Mutter saß in ihrem Auto an einer roten Ampel. Vor ihr stand ein Linienbus und nahm ihr die Sicht.

Bloß nicht auf dem Meer verstreuen, dachte sie. Dann wäre Till unendlich *allein*.

Mitten in ihrer Gedankenverlorenheit las meine Mutter folgenden Satz:

»Wir reisen zusammen und niemand ist allein.«

Sie rieb sich intensiv die Augen. Da stand es geschrieben, auf der Rückseite des realen Linienbusses vor ihrer Nase: *www. mara-reisen.de*

Als die Ampel auf Grün schaltete, musste meine Mutter, die bodenständige Architektin, erst einmal rechts ranfahren. Sie schrieb sich auf, was sie gerade gelesen hatte. Im Büro prüfte sie sofort, ob es eine Internetseite ›mara-reisen‹ gab.

Tatsächlich gab es sie, aber darauf kam es nicht an. Es gab immer einen kausalen Zusammenhang ...

Und dann hätten wir noch die Abschiedsfeier in der Kirche.

Es war ein Mega-Event!

Das Schöne an einem Lichtkörper ist ja, dass du dich überall hinbeamen kannst.

Lest das mal bei den Nahtod-Leuten nach. Ist echt so.

Am Anfang war das eher zufällig passiert, aber nach einer Weile hatten wir's drauf. Du denkst an jemanden, zack, bist du bei ihm. Die idealen Bedingungen für Gastgeber. Und Gastgeber waren wir ja bei der Gelegenheit.

Im Vorfeld fiel mein Vater fast vom Stuhl, als der Pfarrer bei seinem Hausbesuch sagte, wir müssten mit siebenhundert Trauergästen rechnen.

Siebenhundert?

Ja, die Zeitungen würden darüber schreiben.

Tatsächlich tauchte ein Vertreter des Vier-Buchstaben-Blatts in unserem Haus auf.

Lukas wimmelte ihn ab.

In Maras Haus wimmelte ihn eine Hausnachbarin ab.

Trotzdem schrieben sie natürlich. An der Schule fanden sie genug Leute, die uns kannten.

Das lokale Boulevardblatt schrieb ebenfalls, auch die sogenannten seriösen Zeitungen.

An unserer alten Schule bauten sie einen Trauertisch auf. Unsere alten Lehrer setzten eine eigene Traueranzeige in die Zeitung. Hätten wir niemals mit gerechnet. Mara und ich auch, wir waren echt gerührt. Die Chillerbienen, der Freundeskreis, die Eltern der Freunde, die Freunde der Eltern, alle kamen und boten Hilfe an. Moritz stellte aus unseren 7.000 Reisefotos eine Diashow zusammen. Feli fand eine passende Musik dazu.

In der Kirche spielte mein Patenonkel, der Jazzpianist, ein Stück, das er vor langer Zeit für mich komponiert hatte: *Tillys March*. Die Ideen dazu hatte er gehabt, als er mich einmal im Kinderwagen durch die Gegend schob.

Jan, Lenny und Vincent, die neue Band, spielten *Sunny*. Der Pfarrer erzählte, dass Bobby Hebb den Song komponiert habe, kurz nachdem sein Bruder gestorben sei. Lukas konnte sich nach dieser Ankündigung kaum auf der Kirchenbank halten.

Es seien weit mehr als siebenhundert Leute gekommen, meinte Frida hinterher. Die Kirche war proppenvoll. Alle meine süßen Cousinen und Cousins waren da. Auch draußen standen eine Menge Leute. Quatschten und quarzten. Aus unserer Stufe waren ziemlich viele da, außer denen natürlich, die selbst noch verreist waren. Fast wie ein Klassentreffen.

Mara stieß mir dauernd den Ellbogen in die Seite.

»Guck mal, sie ist auch gekommen!«

Ich war in dem Fall der Einzige, mit dem Mara reden konnte. Wäre ihr Ellbogen nicht so ›lichtvoll‹ gewesen, es hätte blaue Flecken gegeben. Nein, der Lichtkörper ist auf der Ebene unverwundbar. Ein schönes Teil.

Manchmal hielt ich ihr die Augen zu und drehte ihren Kopf in eine bestimmte Richtung. Dann kicherte sie: »Ich weiß schon! Ich weiß schon!«

»Hättest du gedacht, dass er auch kommt?«, fragte ich dann. War wirklich nice, ein paar uralte Freunde wiederzusehen. Jeder hatte über irgendeine Connection mitbekommen, dass hier die Trauerfeier lief.

Natürlich flennten wir mit. Als Mara ihre Familie und Lenny sah, gab es kein Halten mehr. Sogar dem Pfarrer als ›Trauerprofi‹ versagte die Stimme, als er unsere Urnen segnete und daran dachte, wie er uns zur Konfirmation eingesegnet hatte.

Es dauerte bestimmt zwanzig Minuten, bis die Leute komplett aus der Kirche gekommen waren. Eine krass lange Trauerparade setzte sich in Bewegung. Ein Motorrad-Bulle war extra gekommen, um die Straße abzusperren.

Da uns niemand hören oder sehen konnte, ließen wir auf dem Weg zum Friedhof ein paar feine Kracher los. Die Donnerschläge waren eher dezent, aber der Hagel war gar nicht mal so übel.

Meine Großmutter trampelte auf jedes Hagelkorn, das sie erwischen konnte, und wünschte sich ein noch viel verdammteres Donnerwetter. Im Grunde ist Wettermachen nicht schwierig, jeder einigermaßen brauchbare Schamane schafft das. Es muss ja nicht gleich das Wetter für einen ganzen Kontinent sein. In dem Fall reichte ein Hagelschlag entlang der Straße zum Friedhof.

Na, wir haben's dann gut sein lassen.

Auf dem Friedhof kam die Sonne heraus. Manche meinten hinterher, ich hätte den Hagel runtergepfeffert und Mara die

Sonne rausgelassen. Vielleicht war es so, vielleicht auch andersrum. Der süße Regenbogen kam auf jeden Fall von Mara!

Von ihr soll ich auch liebe Grüße bestellen. Ein dickes Dankeschön an alle, die bei der Party geholfen haben! Mein Vater hat nicht alle erwähnen können, die uns unterstützt haben! Er ist schon ein wenig vergesslich. Aber wir haben nichts vergessen, und wir danken euch für alles!

Haut rein, Leute!

# Dank

Die Entstehung eines Buchs ist von vielen Faktoren abhängig und dieses Buch wurde auf vielen Ebenen unterstützt. Besonderer Dank an:

die beiden Familien
ALLEN aus den Freundeskreisen
Matt, Natasha, Philip, Xavier

Eva und Luca auf Kreta
Lukas' WG in Münster
Edith und Dieter im Feenreich
Harald und Stine im Markgräfler Land
die Autorinnen und Autoren von LUX352
Ursula und Amelia

Lukas und SANNO!

# Impressum

Hans Schneiderhans
»Ich komme ja wieder!«
Vom Leben und Tod eines Sohnes. Ein Vater nimmt Abschied.
ISBN: 978-3-959100-74-8

Eden Books
Ein Verlag der Edel Germany GmbH

www.edenbooks.de | www.facebook.com/EdenBooksBerlin | www.edel.com
1. Auflage 2016

Einige der Personen im Text sind aus Gründen des Persönlichkeitsschutzes anonymisiert.

Projektkoordination: Svenja Monert
Lektorat: Dr. Matthias Auer
Umschlaggestaltung: Lisa Neuhalfen und Manja Hellpap
Layout und Satz: Datagrafix Inc.| www.datagrafix.com
Druck und Bindung: optimal media GmbH, Glienholzweg 7,
17207 Röbel/Müritz

Das FSC®-zertifizierte Papier *Schleipen Werkdruck* für das Buch lieferte Cordier Spezialpapier, Bad Dürkheim, Deutschland.



Printed in Germany

Dieses Buch ist auch als E-Book erhältlich.

Um die kulturelle Vielfalt zu erhalten, gibt es in Deutschland und in Österreich die gesetzliche Buchpreisbindung. Für Sie, liebe Leserin und lieber Leser, bedeutet das, dass Ihr verlagsneues Buch jeweils überall dasselbe kostet, egal, ob Sie Ihre Bücher gern im Internet, in einer großen Buchhandlung oder beim kleinen Buchhändler um die Ecke kaufen.